Dr H. MAYET

de l'Université de Paris

Ancien Interne des Hôpitaux de Paris

(La Pitié, Broussais, Trousseau, Necker)

Ancien Aide d'Anatomie à la Faculté de Médecine

Membre-Adjoint de la Société Anatomique

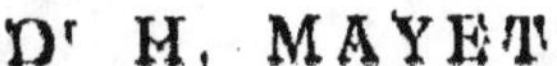

ANATOMIE ET CHIRURGIE

de

La Vessie chez l'Enfant

(Taille et lithotritie)

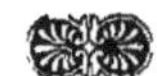

PARIS

Henri JOUVE

15, Rue Racine, 15

—

1897

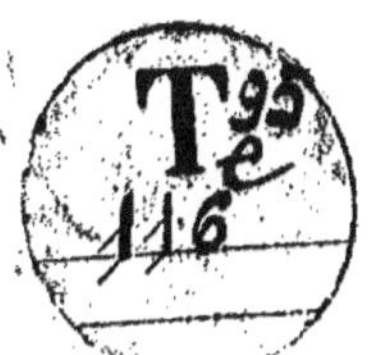

Dr H. MAYET

de l'Université de Paris
Ancien Interne des Hôpitaux de Paris
(La Pitié, Broussais, Trousseau, Necker)
Ancien Aide d'Anatomie à la Faculté de Médecine
Membre-Adjoint de la Société Anatomique

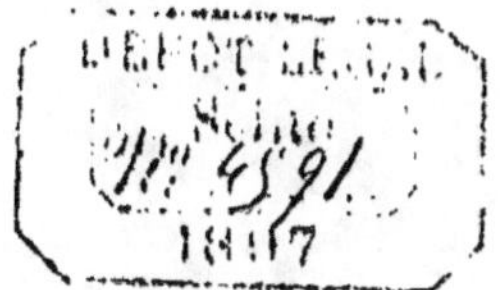

ANATOMIE ET CHIRURGIE

de

La Vessie chez l'Enfant

(Taille et lithotritie)

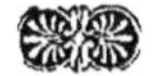

PARIS

Henri JOUVE

15, Rue Racine, 15

—

1897

DEUXIÈME PARTIE

TAILLES ET LITHOTRITIE CHEZ L'ENFANT.

LA

VESSIE DE L'ENFANT

INTRODUCTION

L'anatomie a de tout temps servi de base à l'intervention chirurgicale. C'est en effet le seul guide rationnel de tout manuel opératoire. Mais le chirurgien ne fait pas seulement appel aux données anatomiques, les physiologies normales et pathologiques, contrôlées par l'observation clinique, lui sont encore d'un précieux secours.

Comme la chirurgie de l'adulte, celle de l'enfant a pour soutien les sciences anatomiques et physiologiques. Mais elle ne trouve là qu'un appui mobile et sans cesse changeant ; c'est un sol qui fuit sous les pieds, c'est un type d'organisation qui se modifie avec une remarquable rapidité, puisqu'il appartient à cette période de la vie où les transformations de l'organisme sont les plus actives, où l'individu poursuit, sans relai, la route qui, par des modifications progressives, lui permettra d'atteindre l'état adulte, le point culminant de son évolution.

Force est donc à la chirurgie infantile de demander à l'anatomie la représentation non pas d'un type défini puisqu'il est insaisissable, mais la description d'une série de types suffisamment nombreux, pour que le bistouri ne s'aventure que dans des régions parfaitement connues.

Bien plus, de la comparaison de ces types naîtra une synthèse, qui éclairera d'une lumière plus parfaite tous les détails de ce tableau changeant : cette synthèse c'est la loi anatomique et physiologique de l'évolution infantile ; c'est la loi qui permet de se représenter d'avance la route suivie, d'y placer des points de repères, et d'arriver ainsi à diviser ces longues et complexes transformations en des phases successives pendant lesquelles l'organisme progresse sensiblement d'une même allure.

C'est pour ne pas s'être toujours pénétré de ces idées, un peu générales peut-être, mais à coup sûr profondément instructives, que certains auteurs ont souvent manqué de clarté et de précision, que les anatomistes de l'enfant n'ont parfois apporté que des descriptions incomplètes, et n'ont fourni à l'opérateur que des renseignements insuffisants. C'est pour les mêmes raisons que certains chirurgiens ont publié des résultats contradictoires, et que les questions qu'ils désiraient élucider dans leurs travaux se sont au contraire obscurcies. La période des quinze ou seize premières années ne forme pas un bloc homogène; il ne suffit pas de parler de *l'enfant*; il faut spécifier de quelle période de l'enfance on s'occupe.

Ç'a été, ajoutons-le, une des grandes difficultés que nous avons rencontrées au cours de nos recherches. Elles ont sans cesse entravé notre travail. Réduire aux mêmes proportions les descriptions diverses des auteurs consultés par nous, comparer les types de différents âges, parvenir enfin à en tirer des conclusions précises sera un de nos premiers objectifs.

Pour arriver à ce résultat, notre premier devoir sera, comme nous l'avons indiqué plus haut, de chercher à placer des points de repères dans l'évolution de l'individu.

Nous la considérerons comme débutant à la naissance ; et si, de temps à autre, nous nous reporterons à l'anatomie du fœtus, ce sera seulement en manière de comparaison ; la vie fœtale en effet est au point de vue de l'anatomie et de la physiologie une période tout à fait différente des autres phases de l'évolution de l'individu.

Les lois qui régissent cette évolution nous montrent, il est vrai, que l'être, dans sa nutrition générale, passe par trois périodes successives. Pendant la première, suivant la formule connue, les gains surpassent les pertes ; pendant la seconde, les gains et les pertes se balancent, pendant la dernière, enfin, les pertes surpassent les gains.

Mais une division s'impose immédiatement dans la première de ces périodes qui s'étend de la conception à l'âge adulte. Le produit de cette conception subit, durant quelques mois, grâce à la gestation, une nutrition tellement intense, ses organes sont le siège de transformations si complètes, que la vie intra-utérine, tout en appartenant à la période générale dite d'accroissement, présente plus de différence avec l'autre phase de cette période, l'enfance que celle-ci avec l'âge adulte et la vieillesse.

A partir de la naissance, la nutrition de l'individu, en effet, continue à surpasser en gain la déperdition qu'il subit ; mais ses procédés d'assimilation deviennent identiques à ceux de l'homme fait et du vieillard.

Telle est, on peut le dire, la définition physiologique de l'enfance, définition féconde en conséquences même au point de vue chirurgical.

On sait les caractères particuliers que possèdent les tissus jeunes, lorsque l'on est amené à opérer au milieu d'eux: la bénignité relative des interventions, la rapidité et la facilité d'une réunion immédiate, tendance remarquable à la cicatrisation, etc.

Dans une récente clinique, M. Marfan, se plaçant surtout au point de vue médical, étudiait avec soin la vie de l'organisme infantile. Le chirurgien doit aussi tenir compte des mêmes considérations lorsqu'il opère sur ce terrain. Elles le conduiront à des déductions pratiques importantes, lui donneront parfois une certaine hardiesse, et l'autoriseront à se décider en faveur de certaines interventions plus heureuses dans le jeune âge que chez l'adulte.

Après avoir envisagé ces considérations générales sur cette époque de la vie, il convient maintenant de descendre dans les détails et de rechercher si les physiologistes et les pathologistes n'ont pas été amenés à introduire dans l'enfance certaines subdivisions qui pourront nous guider dans notre étude, en nous permettant de donner plus de précision à nos descriptions.

Ils sont tous d'accord pour distinguer *la première ou petite enfance* qui comprend les deux premières années de la vie, et pendant laquelle l'enfant est appelé un *nourrisson* (durant les *vingt premiers jours*, le nourrisson est désigné sous le nom de *nouveau-né*) ; *la seconde ou moyenne enfance* s'étend de deux à cinq ou six ans; *la troisième ou grande enfance* de cinq ou six ans à quinze ou seize ans (quinze ans administrativement).

La *première enfance* possède comme caractère particulier une rapidité extraordinaire dans la croissance et le développement : c'est une transition entre la vie intra-utérine et l'extra-utérine. Le jeune sujet a besoin d'une alimentation spéciale qui appartient encore à l'organisme maternel et qui n'existe du reste, à ce point de différentiation, que chez les animaux tout à fait supérieurs : les mammifères.

La *seconde enfance*, et la *troisième* sont bien différentes de la première.

L'individu est définitivement acclimaté à sa nouvelle vie, son alimentation est la même que celle de l'adulte, sa nutrition s'effectue d'une façon à peu près identique. Mais l'enfant de cet âge conserve encore au point de vue physiologique certains caractères qu'il importe de mentionner ici.

On sait combien, chez le nouveau-né, la vie végétative, l'acte réflexe, est prédominant, combien l'acte cérébral et psychique est somnolent, impuissant même ; longtemps encore après avoir dépassé les premières années de l'existence, le jeune sujet gardera la trace de ces anciennes conditions de vie ; longtemps encore l'irritabilité réflexe restera intense, et l'acte inhibiteur cérébral ne se fortifiera que lentement par l'exercice quotidien. Il faudra nous en souvenir lorsque nous envisagerons l'excitabilité du canal uréthral et surtout celle de la vessie infantile, *cet excellent manomètre de la sensibilité,* comme le dit notre maître, M. le professeur Guyon.

Entre la première et la seconde enfance un phénomène important se produit : *l'éducation à la marche.* Le corps de l'individu prend désormais une direction habituellement verticale ; ce changement d'attitude doit avoir un retentissement sur les situations réciproques et définitives que prendront les organes pelviens ; enfin la ceinture osseuse pelvienne, désormais appelée à transmettre le poids du tronc de la tête et des membres supérieurs aux membres inférieurs articulés avec elle, subira des modifications d'inclinaison que M. Charpy a longuement étudiées et sur lesquelles nous insisterons plus loin.

Voilà ce que nous apprennent sur l'enfance l'Anatomie et la Physiologie.

D'une façon générale, ces renseignements concordent avec ceux que nous fournit la pathologie. De tous temps on a décrit les *maladies des nourrissons* ; on sait également quel terrain favorable la seconde enfance présente au développement de certaines affections contagieuses. Toutefois on s'accorde généralement à reconnaître que la physiologie et la pathologie du grand enfant diffèrent peu de celles de l'adulte.

Nous devons à cette dernière constatation faire deux restrictions.

Deux parties de l'économie sont appelées à se développer encore avec une remarquable vigueur : le système osseux d'une part et les organes génitaux de l'autre.

Aussi la pathologie de la troisième enfance présente-t-elle, en raison de cette double évolution, certains caractères tout à fait particuliers, et l'anatomie du même âge n'est pas sans présenter la marque de semblables influences.

Il y aurait beaucoup à dire sur l'étude des dernières phases de développement du tissu osseux en général ; limitons-nous ici à la seule région qui nous intéresse et étudions l'accroissement du bassin, cette

ceinture qui soutient et protège les organes pelviens.

Le bassin de l'enfant passe par trois phases successives. Jusqu'à l'âge de deux ans, il développe
d'une façon parallèle ses différents diamètres,
puis l'époque de la marche arrive et la ceinture
pelvienne se ressent, comme nous l'avons vu, de ses
nouvelles fonctions, l'inclinaison de la symphyse
s'accentue, l'angle sacro-vertébral apparaît, comme
conséquence de la courbure lombaire vertébrale.

Ces caractères s'affirment de plus en plus pendant
l'enfance. Arrive enfin la *puberté*.

Un nouveau travail, moins marqué toutefois que
le précédent, s'accomplit : on sait, en effet, que le
bassin ne concourt pas seulement à la sustentation,
mais qu'il est encore, surtout chez la femme, une
ceinture de protection qui contient dans sa cavité
les organes génitaux.

Ces organes subissent tout d'un coup un accroissement énorme, qui a pour corollaire un rapide développement du pelvis dans tous ces diamètres.
Mais si la ceinture pelvienne renferme les organes
de la génération, elle abrite aussi le rectum et le
réservoir urinaire ; ceux-ci n'ont point dans leur évolution des périodes de brusque accroissement; ils se
développent au contraire, comme les autres viscères,
progressivement, et vont dès lors, à l'époque de la
puberté, avoir à s'accommoder tout d'un coup à
l'augmentation de la capacité de la cavité qu'ils ha-

bitent; de là, des modifications importantes dans la forme et les connexions de ces organes.

Bien autrement important va être, sur le réservoir urinaire, le retentissement du rapide développement des organes génitaux eux-mêmes à cette époque de puberté, chez la femme surtout, chez l'homme aussi à un certain degré.

Chez la femme, interposé entre la vessie et le rectum, le conduit utéro-vaginal subit, à cet âge, des transformations morphologiques considérables, caractérisées surtout par l'augmentation du corps de l'utérus, qui acquiert définitivement le volume qui lui est nécessaire pour la gestation : il prend ainsi d'une façon définitive sa place entre le rectum et la vessie, et nous verrons plus loin que cette dernière lui doit peut-être sa forme aplatie si fréquente dans le sexe féminin.

Mais la puberté n'est pas le dernier stade, chez la femme, de l'évolution génitale, et la grossesse, bouleversant momentanément la topographie pelvienne, écartant les organes voisins de leur position d'équilibre, laisse après elle des traces indélébiles.

Chez l'homme, ce ne sont pas les organes principaux de la génération, mais certains annexes du système génital qui, grâce à leurs relations intimes avec la vessie, ont, par leur développement rapide sous l'influence de la puberté, une action profonde sur le réservoir urinaire. C'est à cette époque que grossissent la prostate et les vésicules séminales, que les aponévroses voisines et le plancher périnéal se renforcent, que les appareils érectiles, corps caverneux, bulbe, prennent dans ce plancher leur place définitive, que le canal de l'urèthre s'accroît rapidement, qu'enfin le système vasculaire péri-prostatique et prévésical prend tout à coup tant d'importance.

Telles sont les influences générales de la puberté.

Sans doute, ce bouleversement subit n'est qu'un épisode dans l'histoire des transformations de l'individu, et cette époque critique ne marque pas la limite de la croissance; l'organisme continuera quelque temps encore à se développer, mais d'une allure très ralentie, et dans des proportions bien variables suivant les sujets.

La puberté sera donc pour nous le terme de l'*enfance;* et nous abandonnerons, pour simplifier la nomenclature, les expressions vagues d'adolescence et de jeunesse.

Cette limite nous est du reste imposée en quelque sorte par les faits. Sans cesse nous aurons recours aux travaux et aux statistiques des chirurgiens d'enfants, et l'on sait que, administrativement, on n'hospitalise plus dans les établissements spéciaux les jeunes malades qui ont dépassé quinze années. Or quinze ans se trouvent être également l'âge moyen de la puberté.

Telles sont les réflexions d'ordre général qu'il nous a semblé nécessaires de mettre en tête de ce travail ; elles permettent de suivre plus aisément les descriptions que nous nous efforcerons de rendre aussi précises et aussi nombreuses que possible, afin de faire passer devant le lecteur les phases successives du développement de la vessie infantile.

Il nous faut maintenant entrer dans l'étude du sujet même qui fait l'objet de ce travail.

Il se compose d'une *partie anatomique* et d'une *partie chirurgicale*. Nous les avons nettement séparées.

Dans l'une et l'autre nous avons évité de nous étendre sur des considérations ayant trait à l'adulte, nous nous en sommes seulement servi comme terme de comparaison, limitant notre tâche aux particularités qui intéressent la chirurgie infantile.

Il nous reste à accomplir en terminant un devoir de reconnaissance, en inscrivant ici pour la première fois un nom, qui sera bien souvent répété au cours de cette étude, celui de M. le professeur Guyon. Notre maître vénéré nous a guidé pas à pas au cours de nos recherches, il a mis à notre disposition les remarquables archives de la clinique de Necker ; il veut bien accepter la présidence de notre thèse, qu'il nous permette, comme preuve de notre profonde gratitude, de lui dédier ce livre.

ANATOMIE CHIRURGICALE

DE LA VESSIE CHEZ L'ENFANT

FORME DE LA VESSIE

La vessie garde longtemps la forme de l'organe qui lui a donné naissance : le pédicule de l'allantoïde. Elle est donc cylindrique jusqu'au quatrième mois de la vie intra-utérine (1) ; à partir de cette époque, elle devient progressivement fusiforme. C'est sous cette apparence qu'elle se présente à la naissance. Combien de temps va-t-elle conserver cette conformation ? Barkow prétend qu'à partir du sixième mois après la naissance la vessie commence à tendre de plus en plus vers la forme ovoïde.

Nous avons contrôlé cette opinion. Nos recherches ont porté sur 10 garçons et 10 filles, et nous sommes arrivé à ce résultat, que bien souvent, dès la quatrième ou sixième semaine, la vessie se renflait à l'une de ses extrémités devenant ainsi ovoïde, ou plus exactement pyriforme (Voy. fig.). Ce renflement se produit-il dans la région supérieure ou inférieure de l'organe ? En 1890, Ballantyme publia une

1. Barkow, *Anatomische Untersuchungen über die Harnblase der Menschen*, Breslau, 58, 43.

intéressante étude sur la forme et les rapports des
viscères pelviens chez l'enfant. Il constata qu'on
décrit souvent à la vessie de l'enfant une extrémité
supérieure renflée. Il s'élève contre cette opinion et
affirme que, dans des coupes après congélations,
il a constamment rencontré la vessie pyriforme à
grosse extrémité inférieure. Nous avons injecté 95
vessies d'enfants d'âge variant entre 8 jours et 14
ans. Nous avons toujours noté que toutes les différences de volume rencontrées dans une des extrémités de l'organe étaient en faveur de l'extrémité
inférieure. De minutieux moulages à la gélatine nous
ont donné les mêmes résultats. Enfin, en tendant
avec soin une vessie d'enfant dépouillée des parties
voisines et de ses enveloppes mais non encore
ouverte, on s'assure aisément de ce fait qui ne nous
paraît pas discutable.

Il faut ajouter que telle est la forme de la vessie,
même très faiblement distendue. Ballantyme cite le
cas d'une vessie d'enfant contenant quelques gouttes seulement d'urine où le viscère ne présentait
qu'une « très petite cavité » et avait déjà une forme
pyramidale à base inférieure. Il en est de même
dans un cas de Simington où la vessie contenait un
drachme d'urine.

Mais si, chez un enfant, on distend progressivement
la vessie jusqu'à ce que ses parois cèdent sous la
pression de l'eau, on constate un phénomène dont
Ballantyme cite un seul exemple et que nous avons
pu vérifier bien des fois ; lorsque la vessie s'élève

dans l'abdomen et commence à atteindre l'ombilic, l'extrémité supérieure tend à surpasser en dilatation l'extrémité inférieure. Ce fait, un peu inattendu, s'explique aisément d'abord par les résistances que la partie inférieure de l'organe rencontre autour d'elle dans sa dilatation. En effet, nous possédons des moulages où l'on voit nettement en creux le relief de

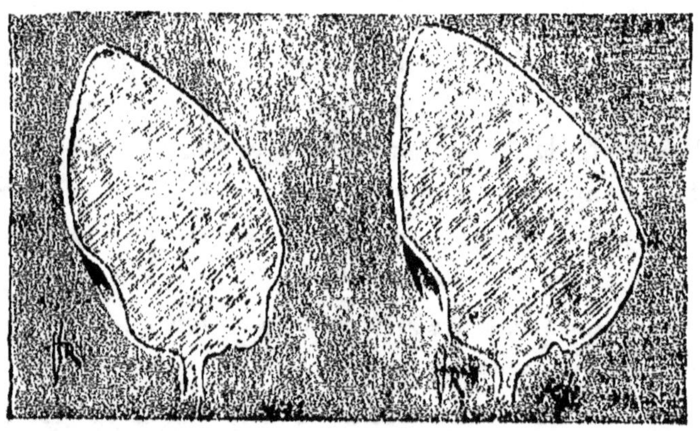

Coupe verticale et médiane d'un moulage d'une vessie de garçon de trois ans.
La figure I montre le méplat symphysien accentuée par la dilatation rectale, qui se traduit du reste par une encoche rectale. — La figure II le méplat symphysien.

l'utérus ou du rectum, ce dernier étant à peine dilaté. Mais ce qui semble plus surprenant, c'est que le phénomène se produit également sur une vessie isolée et gonflée pour ainsi dire à la main. Un premier point est donc acquis définitivement aujourd'hui : la vessie de l'enfant n'est pas ovoïde, mais

*piriforme à grosse extrémité située inférieure-
ment.*

Un second point se trouve également mis en
lumière par nos moulages, c'est que chez le jeune
garçon le rectum, moyennement distendu, marque
son empreinte sur la face postérieure de la vessie
et doit se traduire par un relief dans sa cavité. Nous

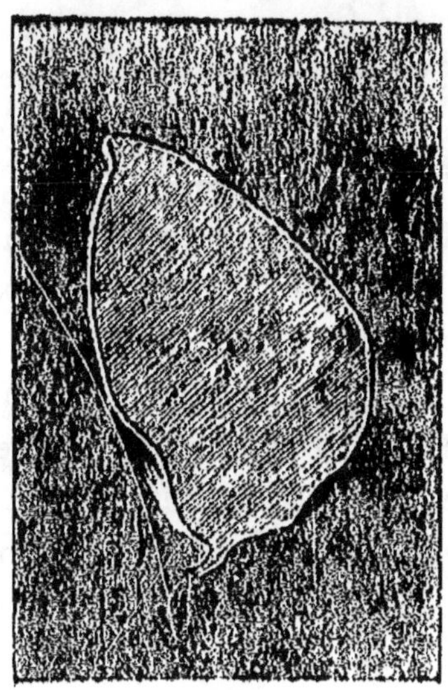

Fig. III

Coupe verticale et médiane d'un moulage d'une vessie de petite fille de
quatre ans, après dilatation rectale. — On voit nettement le méplat
symphisien.

aurons ultérieurement à reparler longuement des
rapports du rectum, fortement dilaté, avec l'organe
qui nous occupe; signalons seulement avant de
poursuivre notre étude ce fait intéressant rapporté
par Debierre (1), d'un embryon humain de 6 centi-

mètres dont la vessie entourait comme un fer à cheval la face antérieure du rectum. Cette disposition toutefois disparaît presque complètement au fur et à mesure que le pédicule évasé de l'allantoïde se dévelop pe moins rapidement toutefois que les autres organes pelviens. Mais, de ces rapports intimes primitifs entre l'allantoïde et l'intestin postérieur, il restera toujours une trace indélébile.

Le rectum n'est pas le seul, parmi les voisins de la vessie, à modifier sa forme. Les auteurs ne mentionnent pas une autre influence non moins considérable, celle de la symphise pubienne.

Sans doute, chez l'enfant tout jeune, le col vésical affleurant le détroit supérieur, comme nous le verrons plus loin, la vessie est tout entière abdominale. Mais lorsque, sur un sujet entier de 10 ou 12 ans, on fait un moulage minutieux de la vessie, en injectant de la gélatine par les uretères après avoir complètement vidé, grâce à l'aspiration, le réservoi urinaire, et que l'on en pousse la dilatation suffisamment loin, le moule ainsi obtenu montre le plus souvent sur la paroi antérieure un méplat ayant exactement la direction et le siège de la portion symphisienne qui confine à la vessie. Nous disons *le plus souvent* car le fait n'est pas absolument constant. Nous avons cherché à nous rendre compte de la cause de ces variations. Et nous croyons l'avoir trouvée dans la plus ou moins grande dilatation rectale ; les *méplats symphisiens* très accentués n'ont été obtenus par nous que grâce à une distension

roctalo assez forto. Mais ils se sont montrós fort
nets avec une distension modéree, physiologique
pour ainsi dire.

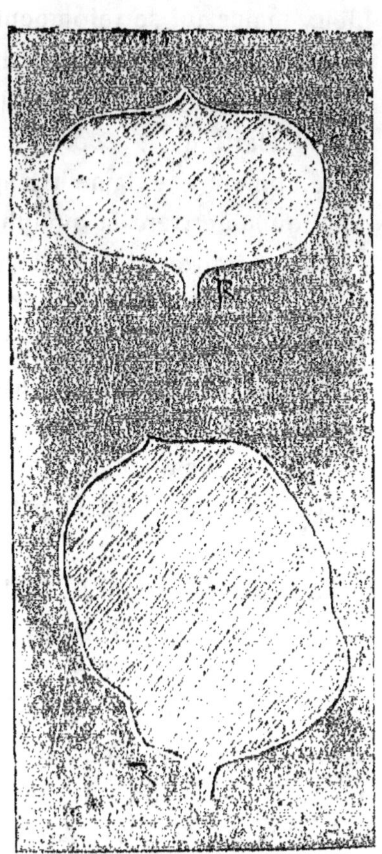

Fig. IV

Coupe verticale et transversale d'une vessie transversale chez une petite fille de
2 ans.

Fig. V

Coupe verticale et médiane
d'un moulage d'une vessie
de garçon de 2 ans après
sur distension.

Ajoutons que ce méplat n'est pas propre à l'es-
fant et qu'on le rencontre chez l'adulte comme nous
avons pu nous en assurer dans de récentes recherches.

Etudions maintenant quelle est la forme de la vessie vide.

Chez l'adulte c'est là une question fort discutée. M. Guyon dit que la vessie, qui se vide, rappelle les deux mains qui se rejoignent et non le poing qui se forme, c'est aussi l'opinion de la plupart des auteurs Mercier, Tillaux, Gamain, Tuffier, Quain, Hoffmann, Berry Hart, qui s'accordent à considérer la vessie vide comme une lame triangulaire immédiatement appliquée derrière la symphyse pubienne.

Au contraire, Richet, Beaunis et Bouchard, Cruveilhier, Henle prêtent à la vessie vide un aspect globuleux. Paul Delbet étudie longuement la question ; se fondant sur de nouvelles études personnelles faites sur le cadavre et des constatations sur le vivant, au moment de l'exploration de la cavité vésicale, il se rallie à la première de ces deux opinions.

Mais quelle est chez l'adulte, d'après Paul Delbet, l'inclinaison des parois, ou, si l'on veut, quelle est la direction d'une ligne qui représente dans une coupe après congélation la cavité virtuelle vésicale ? Cette ligne est fortement inclinée en arrière et un peu en bas. Elle est du reste fortement courbe et le point le plus déclive se trouve situé au niveau du col vésical. Il résulte de ces faits qu'on a pu comparer la figure donnée par l'urèthre postérieur et la cavité vésicale à un Y. Les branches supérieures de cet Y se rapprocheraient notablement de l'horizontal et le terme de *Vessie cupulliforme* exprime bien la physionomie de cet organe à l'état de vacuité. La figure que publie Paul Delbet montre bien cette disposition chez l'adulte. En est-il de

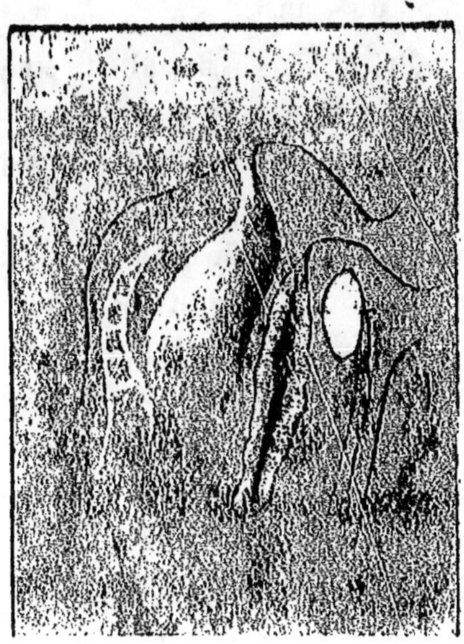

Coupe verticale d'un bassin d'enfant nouveau-né, d'après M. P. Delbet.

même chez l'enfant ? Chez lui aussi la question est discutée.

Paul Delbet reproduit une coupe de M. Pierre Delbet figurant la vessie d'un enfant à la naissance chez lequel la ligne qui en représente la cavité est verticale. Paul Delbet attribue cette différence entre l'enfant et l'adulte à l'accroissement des diamètres du bassin chez ce dernier ce qui permet alors à la vessie de se développer en arrière de l'urèthre sous la forme d'un *recessus*.

Telle n'est pas tout à fait l'opinion de Symington acceptée après lui par Ballantyme. Symington publie deux spécimens de coupe après congélation d'un garçon de 5 ans.

« La cavité de la vessie, dit-il, était triangulaire sur la section, un angle était dirigé en avant, un autre en arrière, et le troisième correspondait à l'u' ıèthre en bas. »

Cette modification de forme semble appartenir de préférence, chez l'adulte, au sexe féminin, et la majorité des auteurs admet que la vessie de la femme présente dans son ensemble des dimensions transversales plus considérables que la vessie de l'homme. Le diamètre le plus grand serait le vertical chez l'homme, le transversal chez la femme. La cause de cette différence entre la vessie dans les deux sexes est diversement appréciée. Les uns avec Haller y voient le résultat de grossesses successives. Mais Barkow s'élève contre cette opinion et cite des cas de vessie transversale chez des nullipares. Quain prétend de son côté que cette forme procède de la présence de l'utérus et du vagin qui empêchent la vessie de s'étendre en arrière.

Henle veut que cette forme particulière soit due à la grande largeur, chez la femme, de l'excavation pelvienne.

Paul Delbet, dans sa thèse, soutient une opinion mixte et attribue cette configuration à la fois à la présence de l'utérus et du vagin, et à la prédominence des dimensions du diamètre transversal du bassin.

Quoi qu'il en soit, tous ces auteurs considèrent la situation transversale de la vessie chez la femme comme ayant été acquise après la naissance. En opposition avec cette théorie, nous citerons celle de Barkow qui voit là une disposition congénitale; il n'en explique pas du reste l'origine.

Sans disposer de l'exactitude que donne le procédé de congélation, nous avons expérimenté sur trente cadavres d'enfants des deux sexes. La vessie était progressivement vidée par un appareil à aspiration appliqué à l'orifice uréthral. Voici les résultats auxquels nous sommes arrivé. Chez le fœtus jusqu'à la naissance, la vessie vide est bien verticale; et pour prendre la comparaison de notre maître M. Guyon, les deux mains s'appliquent l'une à l'autre, l'espace qui les séparait se réduisant à une fente à peine un peu oblique en bas et en arrière, dont l'extrémité inférieure se continue directement avec l'orifice du col.

Mais dès le deuxième ou troisième mois, il commence à se créer en arrière du col, lorsque la vessie est dilatée, une sorte de recessus. Sitôt que la fonction urinaire devient régulière, la vessie tend à prendre un aspect priforme à grosse extrémité inférieure, et c'est surtout la portion déclive de sa paroi postérieure qui se dilate. Le renflement s'efforce de se loger dans le bassin, refoulant les anses intestinales; il gagne de la place et. les parois de

l'excavation se dilatant aussi, la vessie tend à posséder un récessus postérieur.

Mais (et c'est ici que nous devons faire entrer en
lumière des considérations physiologiques) c'est surtout vers l'âge de deux ans que ces faits prennent
de l'importance.

A cette époque de la vie, le développement psychique est devenu suffisant pour que, aidé par l'habitude, l'enfant lutte de son sphincter volontaire
contre une vessie qui, très excitable, tend à se vider
fréquemment. L'enfant retient son urine, il dilate
son réservoir urinaire, il commence à le mettre en
tension; l'excitabilité vésicale diminue au fur et à
mesure que la muqueuse s'habitue à supporter cette
tension; et, trouvant devant elles un organe résistant
qui progressivement les chasse du petit bassin, les
anses intestinales se laissent refouler vers la région
abdominale.

Dès lors, le récessus rétro-uréthral, qui n'existe
d'abord que dans la dilatation, devient permanent :
la vessie garde la forme que l'urine lui donne.

Aussi les coupes de Symington sont-elles complètement différentes de celles de Pierre Delbet.

Les moulages que nous avons pu pratiquer à notre
tour, en injectant des doses très diverses de gélatine,
donnent la gamme complète des transformations successives que subit, dans son inclinaison, la fente vésicale. Ajoutons enfin que ces transformations ne sont
définitives qu'à l'âge de la puberté; à cette époque,
les parois du bassin, le plancher périnéal ont terminé

leur croissance. Mais ce récessus rétro-uréthral se modifiera encore. Il deviendra le bas-fond, chez le vieillard, chez le prostatique. Et la cause de cette dernière évolution sera la même que celle de la première : la diminution de l'excitabilité vésicale. Au début de la vie, l'accoutumance de la muqueuse a permis la régularisation des fonctions urinaires, et la miction périodique nécessaires aux usages de la civilisation; à la fin de la vie, cette même accoutumance et exagère la déformation de l'organe et dépasse le but pour ainsi dire.

Revenons à la vessie de l'enfant et étudions-la, dans ses variations plus générales. Nous avons plusieurs fois déjà constaté que le viscère était à cet âge piriforme, à grosse extrémité inférieure, et que la direction de son plus grand diamètre était d'une façon générale oblique de haut en bas et d'avant en arrière.

En est-il toujours ainsi dans le tout jeune âge ?

Il existe une seule exception qui a son importance et sur laquelle quelques auteurs ont insisté. Rencontre-t-on chez les enfants des *vessies transversales* ?

Nous devons prendre parti dans cette discussion ?

Apportons-y d'abord certains faits nouveaux. Au cours de nos recherches à l'hôpital Trousseau, nous avons examiné 153 cadavres d'enfants, dont 75 de petites filles. Trois fois nous avons rencontré des vessies nettement transversales, les sujets avaient 2 ans 1/2, 4 et 6 ans. On le voit, la proportion est très faible. Les 72 autres petites filles de tout âge avaient des vessies ovoïdes, et nous dirons tout à l'heure que cette forme où le diamètre vertical l'emporte sur le transversal se conserve chez elle jusqu'à l'âge de 14 ou 16 ans.

La vessie n'a jamais été rencontrée transversale par nous chez le jeune garçon.

Elle n'est qu'une anomalie rare chez la petite fille, mais dans ces cas elle semble être une disposition congénitale. C'est à notre connaissance les seuls exemple de vessies transversales infantiles connus.

Et s'il nous fallait maintenant résumer ces considérations, nous dirions : 1° qu'il existe une forme transversale congénitale de la vessie ; 2° qu'elle n'existe jamais dans le sexe masculin, et qu'enfin, presque constamment, la vessie de la petite fille se modifie après quatorze ans pour prendre alors nettement le type transversal. C'est dans ce dernier cas (qui est beaucoup le plus fréquent) que l'on peut faire appel alors aux théories admises par Paul Delbet (Voyez fig. IV).

La forme de la vessie se modifie, nous l'avons vu sans cesse, pendant l'enfance et la jeunesse ; elle se rapproche progressivement du type adulte. Il convient maintenant de rechercher l'époque à laquelle elle l'atteint définitivement. Ce fait possède une grande importance chirurgicale et nous verrons plus loin que la connaissance exacte du siège du réservoir urinaire peut seule guider certains détails de l'intervention.

Nous dirons qu'en principe, le chirurgien peut
d'abord être assuré de rencontrer une vessie fusiforme nettement toutes les fois qu'il opère sur
un sujet âgé de moins de 10 ans ; que de 10 à 14
ans, il a bien des chances pour trouver le viscère
dans cette situation, et qu'enfin, à partir de 15 ans,
la vessie de l'adolescent possède fréquemment la
forme et les rapports d'une vessie d'adulte. Nous
compléterons du reste ces données, lorsque nous
traiterons de la situation de la vessie.

Comme nous l'indiquions au début de cette étude
lorsque l'on parle d'un organe de l'enfant, il est
nécessaire de prendre une moyenne, et à cet âge où
l'évolution se poursuit avec une extrême rapidité, il
est impossible de décrire parfois un type unique.

Nous avons déjà dit que de cylindrique la vessie
devenait fusiforme, puis piriforme vers le sixième
mois.

Elle conserve cette configuration d'une façon plus
ou moins nette durant toute l'enfance et parfois
même pendant l'adolescence. Mais une question fort
intéressante à trancher serait celle de l'époque exacte
à laquelle la vessie de fusiforme devient sphérique.
La vessie piriforme reste abdominale dans une plus
ou moins grande étendue, la vessie sphérique de
l'adulte devient nettement pelvienne, et l'on conçoit l'importance qui découle de ces faits au point
de vue chirurgical.

Or, les auteurs ne sont point du tout d'accord sur
l'époque à laquelle la vessie abandonne sa situa-

tion haute et sa configuration première pour descendre dans l'excavation pelvienne.

Henermann prétend que la vessie ne s'enfonce dans le petit bassin qu'à l'âge de 18 ans ; d'après Sappey, au contraire c'est à la fin de la seconde année ; jusque-là elle serait au contraire tout entière cachée dans l'excavation. Pitha la considère comme abdominale jusqu'à l'âge de huit ans, Jarjavay, Podroski, jusqu'à la puberté et Bouley adopte la limite de 15 à16 ans.

Etienne cite deux exemples, l'un de 19, l'autre de 20 ans, où la vessie avait conservé sa position élevée.

A la suite de ces nombreux auteurs, nous nous sommes livré à de longues recherches sur ce point.

Nous avions espéré pouvoir dans cette évolution infantile placer quelques points de repère, donner quelques indications précises si utiles au point de vue chirurgical. Nos recherches nous ont amené à un résultat très éloigné de notre première conception.

On ne peut pour ainsi dire rien affirmer au sujet de la forme exacte de la vessie en dehors de limites d'âge vraisemblablement trop étendues. Voici nos conclusions :

1° Comme nous l'avons dit tout à l'heure, on rencontre parfois des vessies déjà transversales et pelviennes dans le jeune âge.

2° Nous n'avons jamais trouvé de vessies transversales ou sphériques avant deux ans.

3° Sur trente cas d'enfants âgés de 2 à 4 ans, nous

n'avons rencontré que deux fois des vessies ayant abandonné leur forme de poire et leur situation haute.

4° A partir de l'âge de 7 ou 8 ans, la proportion des vessies sphaiques est d'environ 15 o/o.

5° L'époque de la puberté de 14 à 16 ans est celle où les vessies deviennent généralement pelviennes et sphériques, parfois transversales chez la femme, 60 o/o.

6° Au-delà de cet âge de 16 à 18 ans, on rencontre encore des vessies abdominales, 2 cas sur 22 autopsies.

7° Enfin, il nous est arrivé de constater deux fois sur des cadavres destinés aux travaux de médecine opératoire à la faculté de médecine, une vessie très nettement pyriforme et abdominale chez des femmes de 24 et 26 ans. Elles étaient vierges toutes les deux.

On conçoit combien il est difficile de tirer une conclusion de ces recherches. Elles ont porté sur 150 sujets, dont 120 étaient âgés de moins de 15 ans.

Tout ce que nous nous permettons d'affirmer, d'accord avec Jarjavay et Podroski, c'est que très fréquemment la vessie abandonne sa forme infantile au moment de la puberté.

SITUATION DE LA VESSIE

Nous devrions reproduire ici la plupart des consi-
édrations dans le détail desquelles nous venons d'entrer au sujet de la forme de la vessie. Répétons seulement que la vessie piriforme est toujours plus ou
moins abdominale, et que, dès qu'elle s'enfonce
dans le petit bassin, elle devient plus ou moins
sphérique. Tout ce que nous avons dit au sujet de
l'époque où la vessie modifie sa forme est applicable
à l'époque où elle change de situation.

Mais il nous reste à nous demander pourquoi la
vessie, d'abdominale qu'elle était, devient pelvienne.

Ici encore le désaccord règne parmi les auteurs.
Les uns y voient un fait de pesanteur. Les autres,
avec Testut, considèrent cette évolution de la vessie
comme une simple apparence; la vessie ne s'abaisse-
rait pas, mais le bassin s'élèverait : ce serait affaire
d'augmentation dans les diamètres du bassin.

Il est assez difficile d'avoir en pareille matière
une opinion. Toutefois nous fondant sur les deux
cas d'Etienne et sur les deux autres qui nous sont

personnels, dans lesquels une vessie abdominale coïncidait avec un bassin bien développé, il semble qu'on ne puisse attribuer cette descente qu'à un travail du viscère. Mais cette descente qui se fait forcément sous l'influence de la pesanteur est singulièrement facilitée 1° par l'augmentation de capacité de la cavité pelvienne qui offre à la vessie plus de place pour se développer inférieurement 2° par la situation verticale que prend le jeune sujet à partir de deux ans et qui se traduit, comme le pense Charpy, par *un tassement des organes*.

Nous devons maintenant étudier une question non moins importante : les modifications qu'apporte la réplétion à la situation de la vessie. Aux dépens de quelle de ses parois la vessie se développe-t-elle ; où trouve-t-elle de la place pour acqué·rir les dimensions qu'elle possède dans sa plénitude?

Chez l'adulte les choses se passent d'une façon fort simple. La vessie commence à remplir tous les vides qu'elle peut combler dans l'excavation pelvienne. Elle se développe donc en arrière ; et tous les classiques sont d'accord pour affirmer qu'elle chasse même de l'excavation les viscères mobiles qui peuvent y élire momentanément domicile tant que persiste sa vacuité. C'est ainsi que les anses intestinales grêles se trouvent, lorsque le réservoir urinaire est vide, dans le cul-de-sac recto-vésical chez l'homme, dans les deux culs-de-sacs anté- et rétro-utérins chez la femme. Seuls Claudius Mihalcowics et Krauss, suivant la remarque de

Jonesco (1), nient que, habituellement, le cul-de-sac de Douglas soit habité par les anses intestinales. Il en est de même pour le colon pelvien, qui au dire de Jonesco (d'accord en cela avec tous les auteurs qui se sont occupés de la description de cet intestin) s'échappe de la cavité pelvienne pour se placer dans la région abdominale sous l'influence de la distension vésicale.

Que se passe-t-il chez l'enfant ? Son excavation est si petite, surtout pendant la première enfance, que les anses de l'intestin ont bien du mal à s'y loger. Le colon pelvien n'y habite qu'en partie et les auteurs décrivent, même chez le jeune enfant, deux portions à ce colon, une pelvienne parfois rectiligne, quelquefois coudée, et une portion abdominale (2).

Au moment de la réplétion de la vessie, ces anses intestinales seront rapidement chassées de l'excavation du petit bassin.

C'est, en effet, le résultat auquel sont arrivés : Symington, Ballantyme, Jacobi. Toutes les planches publiées à ce sujet à la suite de congélation d'enfant, soit dans l'atlas de Symington, soit dans les recherches du Ballantyme, ne permettent de conserver aucun doute sur ce point particulier.

Nous avons nous-même contrôlé ce fait sur le cadavre, au cours de nos recherches sur la distension de la vessie chez l'enfant. Nous avons vu constam-

1. Jonesco, *Traité d'Anatomie humaine, fascicule du tube digestif,* p. 356.
2. Jonesco, *Traité d'Anatomie humaine, fascicule du tube digestif,* p. 356

ment la vessie, moyennement distendue atteindre, chez
le garçon le rectum à sa partie supérieure, et forcer
chez la fille l'utérus à s'accoler contre cet intestin.

Mais nous avons pu constater aussi, que même sur
un cadavre, dont la cavité abdominale avait été
débarrassée des anses intestinales, lorsque la distension dépassait une certaine limite, la vessie se déve-
loppait alors presque uniquement dans sa portion
antérieure et supérieure, et venait s'appliquer avec
force à la paroi abdominale antérieure.

Elle creusait ainsi entre sa paroi postérieure et la
colonne vertébrale, le promontoire et même la portion supérieure du sacrum, un fossé très profond et
très large. Dans ce fossé sur le cadavre plein, le
colon pelvien et les anses intestinales se tiennent
constamment. Or, ce fossé descend très bas et sa
limite varie entre la troisième et la seconde vertèbre
lombaire. Ces considérations ne sont pas sans importance comme nous allons bientôt le voir.

En résumé, nous dirons : tandis que la vessie de
l'adulte remplit complètement dans la distension, la
cavité pelvienne, celle de l'enfant se développe
d'abord en bas et en arrière, puis avant d'avoir con-
finé au rectum jusqu'au niveau du promontoire, elle
se développe largement dans la cavité abdominale, tendant à s'appliquer à la paroi antérieure.

Il découle de ce que nous venons de dire, une conséquence capitale. Si après avoir distendu la vessie,
on distend le rectum, soit après la ligature supérieure, soit par le ballon de Petersen, il se produit

chez l'enfant un phénomène totalement différent de celui qui se passe chez l'adulte.

Chez ce dernier, en effet, la vessie, grâce à son volume, tapisse dans sa plénitude, la paroi rectale antérieure et dépasse même les limites de cet intestin en s'accolant au colon pelvien jusqu'au niveau du promontoire; le ballon refoule en masse la vessie contre la paroi abdominale et facilite par-

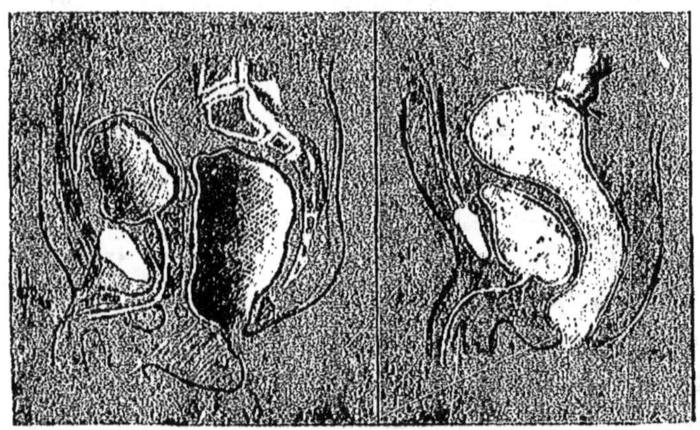

Fig. VII

Fig. I. — Coupe verticale d'un bassin d'adulte montrant l'influence du ballon de Petersen d'après M. P. Delbet.

Fig. VIII

Fig. II. — Coupe verticale, après moulages de la vessie et du rectum, d'un bassin d'enfant montrant l'influence du ballon de Petersen

conséquent la taille; dans le jeune âge, au contraire, le ballon commence sans doute par élever la vessie, mais bientôt son développement s'opère aisément au-dessus du point où la vessie confine directement au rectum, dans ce sillon que nous avons décrit et où habitent les anses intestinales, la paroi rectale dilatée glisse sur le plan incliné que lui présente la face postéro-supérieure de la vessie, et repoussant alors l'organe en bas, arrive au contact de la paroi abdominale elle-même. L'interprétation de ce fait est délicate. Après avoir, à plusieurs reprises, étudié les modifications qui se passent dans la forme de la vessie que l'on distend lentement, soit sur le cadavre, soit sur ce viscère isolé, il nous a semblé qu'on pouvait avancer l'opinion suivante : c'est affaire de forme du réservoir chez l'enfant. En effet, malgré la distension, la vessie à cet âge (nous parlons de 5 à 6 ans), conserve toujours sa configuration piriforme. Le fonds de l'organe se développe d'abord aisément, puis vient un moment où le réservoir de l'urine, au lieu de gagner surtout en calibre, s'étend en longueur. La vessie ne progresse presque plus à ce moment postérieurement mais supérieurement, et s'élève presque jusqu'à l'ombilic. Une autre raison doit être invoquée. Garson, dans deux mémoires, et plus tard Petersen ont étudié chez l'adulte les résultats sur la vessie de la distension du rectum. Ils ont noté la part que prend la prostate à l'élévation de la vessie. Chez l'enfant, dont la prostate ne représente pas une base d'action suffisante, on conçoit que les résultats soient différents; et que l'air contenu dans le ballon glisse sur la portion prostatique peu saillante pour dilater le ballon dans les régions supérieures. En étudiant le manuel opératoire de la taille sus-pubienne chez l'enfant, nous reviendrons sur ce point intéressant.

Nous savons donc quelle est la situation de la vessie lorsqu'elle se distend par rapport aux organes qui lui confinent en arrière et en haut. Reste à connaître quels sont les résultats de sa distension sur le plancher pelvien.

Nous venons de voir que, lorsqu'elle commence à se remplir, c'est sa région inférieure qui est d'abord le siège de son accroissement.

Cette question a préoccupé vivement certains anatomistes. Elle se lie en effet à l'étude de la taille périnéale, qui, comme nous le verrons, est encore fort en usage chez les jeunes sujets.

L'auteur qui a le plus fixé son attention sur ce point, est, à notre connaissance, Symington. Il fit des congélations successives d'enfants d'âge variable et avec des distensions différentes. Il conclut ainsi : *Non seulement par la distension la vessie s'élève dans l'abdomen, mais elle s'est également fait un chemin du côté du périnée.* De cette modification du niveau du bas-fond vésical il ne donne pas de mensurations exactes, mais note seulement ce fait digne de remarque, que la portion prostatique de l'urèthre était notablement diminuée d'étendue, et que tandis que dans les cas analogues où la vessie était vide le col vésical était à 20 millimètres au-dessus de la portion la plus déclive de l'urèthre, dans les cas de distension ce col ne se trouvait plus qu'à 10 millimètres. A l'état de vacuité de l'organe ce col était à 4 centimètres de l'anus, à l'état de distension à 3 centimètres.

Ce phénomène explique la facilité avec laquelle on pratique la taille périnéale chez l'enfant.

Ce développement de la vessie vers le périnée explique aussi comment l'organe dans certains cas peut s'abaisser notablement. Tel le cas par exemple que nous avons cité tout à l'heure où le ballon de Petersen s'avançait au-dessus de la vessie jusqu'à la paroi abdominale.

Alors le réservoir urinaire se trouve refoulé en bas, et il suffit de mettre le doigt sous le périnée pour sentir au fur et à mesure que le ballon se gonfle, le plancher pelvien se tendre et même se bomber. Si bien que le ballon qui ne doit pas être employé dans la taille sus-pubienne pourrait peut-être faciliter la taille périnéale.

DIRECTION DE LA VESSIE

La direction de la vessie moyennement distendue n'est pas la même pour tous les anatomistes. Paul Delbet, discute longuement dans sa thèse les avis des différents auteurs qui ont traité ce sujet. Henlé, Cruveilher, Sappey. La vessie, dit-il, est un peu oblique en bas et en arrière, presque horizontale quand le pubis a son inclinaison normale. Lorsqu'elle est distendue l'axe est exactement celui du détroit supérieur. Pour Sappey, elle est assez bien représentée par une ligne allant de l'hypogastre à la partie moyenne du plancher pelvien. Quain la considère comme plus inclinée sur l'horizon et, d'après lui, son axe est représenté par une ligne allant du milieu de la distance comprise entre le pubis et l'ombilic pour aboutir au coccyx.

Quel est l'axe de la vessie chez l'enfant. Nous ne pouvons ici ni prendre comme point de repère l'ombilic, puisque sa situation est chez lui notablement plus basse que chez l'adulte, ni l'axe du détroit supérieur du bassin puisque ce bassin n'a pas encore son orientation définitive. Il faut donc de toute nécessité considérer la direction de la vessie par rapport à l'horizontale, le sujet étant dans la station debout.

La vessie doit être d'abord examinée à l'état de vacuité puis à celui de dilatation progressive.

Nous avons déjà parlé de la façon dont se comporte la vessie vide et nous avons montré avec dessins à l'appui la forme que prenait alors la fente vésicale.

Il nous est aisé maintenant d'en déduire la direction.

Chez le fœtus, la vessie est sensiblement verticale, parfois cependant légèrement oblique en haut et en avant, se rapprochant notablement à sa partie supérieure de l'ombilic. Mais, sitôt que le récessus postérieur se crée, l'extrémité de la ligne axiale n'intéresse plus le col, mais bien la portion la plus reculée de l'organe. Or, ce récessus progresse surtout à partir de deux ans, et l'axe du grand diamètre vésical s'incline par ce fait de plus en plus en arrière. Il devient donc oblique en bas et en arrière. Il semble dès la naissance posséder déjà une certaine obliquité. Dans la vessie transversale si rare dans l'enfance, les choses se passent différemment et le grand axe est transversal.

Etudions maintenant l'axe de la vessie dilatée. Ballantyme puis Symington ne se sont pas occupés à proprement parler de la direction de la vessie, mais ils ont publié une série de dessins d'après des coupes de sujets congelés qui présentent une concordance suffisante à ce sujet pour pouvoir être prise en sérieuse considération. Toutes ces coupes nous montrent que la vessie pyriforme, en se distendant mesurément, s'écarte de plus en plus de la verticale pour atteindre une position telle que son axe avec l'horizontal fasse un angle qui dépasse à peine 30°.

Ce phénomène est dû à ce que c'est l'extrémité nférieure qui se dilate d'abord et transporte pour ainsi dire plus postérieurement le point ou l'axe l'intéresse.

Mais si on arrive à la sur-distension, l'extrémité supérieure à son tour augmente de calibre et l'axe de la vessie se relève notablement.

MOYENS DE FIXITÉ DE LA VESSIE

La vessie est fixée en bas par sa continuité avec l'urèthre, lui-même relativement immobilisé par les attaches musculo-aponévrotiques qu'il possède, en arrière par son adhérence assez faible du reste à la gaîne prérectale, adhérence qui s'opère surtout par l'intermédiaire des vésicules séminales et des canaux déférents, par certains liens lâches et mobiles, tels que l'aponévrose vésicale, en avant par l'attache pubienne des muscles et ligaments vésicaux (les plus forts de toutes les attaches de l'organe), en haut enfin elle se continue par l'ouraque qui va s'attacher à l'ombilic. De chaque côté, les artères ombilicales complètent les liens supérieurs.

Ces liens ont sur la mobilité de l'organe des influences très diverses.

Les ligaments et tendons pubo-vésicaux sont très résistants, nets, et pour ainsi dire schématiques chez l'enfant. Mais, tout en tenant compte de la différence d'âge, ils nous ont paru toujours beaucoup moins solides que chez l'adulte. Chez ce dernier, on effet, ils sont accompagnés d'un feutrage serré au travers duquel le plexus de Santorini se fraie un passage. Chez l'enfant, ces tractus sont souples et minces, et la vessie n'est reliée à la symphyse que par des tendons arrondis et parallèles.

L'urèthre chez les petits garçons est également moins fixe que chez l'adulte, et sans entrer dans de longs délais sur ce point qui ne nous intéresse pas directement, il est facile de constater que la faible résistance et le peu de solidité du plancher pelvien à cet âge permettent des mouvements plus étendus du canal uréthral, et par conséquent de la vessie. Il est facile de s'en rendre compte dans une expérience analogue à celle que Paul Delbet a faite chez l'adulte pour s'assurer de la mobilité du col vésical. Dans les cas qui nous occupent, on constate que le col vésical, chez le nouveau-né par exemple, oscille facilement de 2 centimètres, ce qui est, comparativement à ce qui se passe chez l'adulte, une proportion considérable.

Supérieurement, la vessie semble intimement unie à l'ombilic par l'ouraque.

Chez le fœtus, en effet, alors que le réservoir urinaire est tout entier abdominal, l'ouraque s'étend directement du sommet de l'organe à la face postérieure de l'orifice ombilical.

Mais contrairement à ce que l'on pourrait peut-être supposer, contrairement à l'opinion à ce qu'a-

vait jadis avancé Parsons (1), l'ouraque n'est pas un
véritable ligament vésical.

Lors même que la vessie est à peine distendue
il n'est pas tendu, même chez l'enfant. Dans les nombreuses autopsies que nous avons faites, nous avons
constamment rencontré, à partir de l'âge de 2 ans,
l'ouraque infléchi, soit à droite, soit à gauche, et faisant au-dessous du sommet de la vessie une légère
courbe, avant de se diriger verticalement en haut.

Nous aurons l'occasion d'étudier longuement plus
tard les relations exactes qui existent chez l'enfant,
entre la vessie, le rectum et les aponévroses de la
région postérieure. Bornons-nous à signaler dès
maintenant qu'à cet âge le réservoir urinaire est relativement plus mobile que chez l'adulte. Il est même surtout beaucoup plus mobilisable. A plusieurs
reprises, en effet, nous avons essayé l'extirpation
complète de la vessie par la voie abdominale, et
nous l'avons effectuée avec une remarquable facilité. Le seul temps délicat étant le décollement du
péritoine dans la région postéro-supérieure.

Mobilité. — Cette adhérence n'est pas un obstacle à la mobilisation de l'organe, mais bien à son
énucléation complète. Il convient d'insister sur ces
faits qui n'ont guère encore été suffisamment signalés.

1. Pars.ns. *Description de la vessie urinaire chez l'homme et des parties qui
en dépendent.* Paris, 1743.

Chez l'adulte le col ne peut s'élever à plus de
1 cent. 5 au-dessous du plan pelvien, dit Garson, à
plus de 3 cent. 5 d'après Paul Delbet. Mais alors,
comme l'ont constaté ces auteurs, le plancher périnéal
se soulève très faiblement, et toute l'ascension de l'o-
rifice uréthral se fait aux dépens des portions prostatiques et membraneuses de l'urèthre. C'est la conclusion de Garson acceptée par Delbet

Chez l'enfant, au contraire, le col vésical s'élève
aisément de 4 centimètres au-dessus de sa situation
normale, et comme cette dernière est plus élevée
que chez l'adulte, ce col parvient aisément à dépasser le bord supérieur de la symphise pubienne, et on
peut l'attirer presque au contact de la paroi abdominale antérieure.

C'est un fait expérimental, il nous reste maintenant à en rechercher la cause.

Nul doute que lorsque le col s'élève l'urèthre ne
s'allonge, mais il nous a semblé que toute la portion fixe de ce canal et non pas seulement les
régions prostatiques et membraneuses augmentaient
d'étendue. C'est du moins ce que nous ont démontré les moulages faits comparativement dans un
urèthre normal et dans un canal dont le réservoir
vésical avait été préalablement attiré supérieurement. Il fallait donc que le plancher pelvien de
l'enfant moins résistant que celui de l'adulte se fût
laissé soulever dans l'ascension du col vésical, et que
attiré d'une part par les portions prostatiques et
membraneuses de l'urèthre, il eût entraîné de l'au-

tre en les allongeant les parties antérieures de la portion fixe.

C'est à la fois sur les portions fixes et mobiles de l'urèthre que dans nos moulages l'allongement s'est produit.

On conçoit donc aisément que chez le jeune enfant on puisse sans désordre grave attirer dans une taille sus-pubienne la paroi antérieure de la vessie complètement en dehors de la cavité abdominale. Ouvrir alors la vessie; empêcher le contact d'une urine infectée avec les bords de la plaie et opérer à ciel ouvert, avec des chances bien moins grandes. On l'ouvrirait alors comme un sac herniaire, on pourrait aisément en resequer une portion notable.

C'est là sans doute une simple vue de l'esprit qui ne comporte pas comme déduction des modifications opératoires importantes, mais il convenait d'attirer l'attention sur ces faits pour permettre de concevoir toute la mobilité de la vessie chez l'enfant.

Chez la petite fille la question présente bien moins d'intérêt. Le bas-fond de la vessie adhère d'une façon évidente au col utérin. Tout se passe comme chez l'adulte, et la vessie de la fille s'élève bien plus difficilement que celle du garçon.

Parmi les enveloppes qui donnent au réservoir urinaire une certaine fixité nous décrirons d'abord la séreuse péritonéale qui présente une importance si grande au point de vue chirurgical.

RAPPORTS DE LA VESSIE

LE PÉRITOINE VÉSICAL.

Le péritoine affecte avec la vessie de l'enfant les mêmes rapports généraux qu'avec celle de l'adulte Si nous le suivons depuis l'ombilic jusqu'au niveau de la symphyse pubienne, nous voyons que, appliqué d'abord à la paroi abdominale antérieure, il se réfléchit ensuite plus ou moins près du bord supérieur de la symphyse, se jette sur la vessie qu'il coiffe dans ses régions supérieures, descend sur la face postérieure de l'organe, puis se réfléchissant de nouveau atteint l'utérus chez la petite fille, le rectum chez le petit garçon.

Ce qui nous amène à étudier dans la description de cette partie de la séreuse deux culs-de-sacs, l'un antérieur pré-vésical, l'autre postérieur rétro-vésical, et une portion intermédiaire confinant directement à la vessie.

CUL-DE-SAC PRÉ-VÉSICAL.

On connaît l'importance que tous les auteurs qui se sont occupés de l'anatomie de l'adulte ont attachée à cette question.

On sait également qu'elle a fait l'objet de discussions nombreuses dans le détail desquelles nous n'entrerons pas. Nous nous bornerons à admettre une opinion qui n'est plus guère contestée aujourd'hui : chez l'adulte au fur et à mesure que la vessie se distend l'extrémité inférieure du cul-de-sac péritonéal s'éloigne de la symphyse.

Ajoutons que, d'après Paul Delbet, il ne faudrait pas prendre à la lettre un semblable aphorisme, et il n'y aurait pas de relation proportionnelle entre la hauteur du sommet de la vessie au-dessus de la symphyse et le relèvement péritonéal.

Que se passe-t-il chez l'enfant ?

Paul Delbet affirme que chez l'enfant, où la vessie est abdominale, le cul-de-sac est toujours plus élevé que chez l'adulte. Envisagée sous cette forme concise, cette opinion ne semble pas absolument exacte.

S'il en est ainsi, chez l'enfant nouveau-né ou chez le tout jeune sujet dont la vessie est tout entière abdominale, cette assertion ne doit être acceptée qu'avec certaines restrictions lorsqu'il s'agit d'un enfant plus âgé de 10 ou 12 ans, par exemple.

A la naissance, suivant en cela l'excellente description de Ballantyme, nous dirons que la vessie est
située tout entière dans l'abdomen. Le col vésical,
se trouvant au voisinage du bord supérieur de la
symphyse pubienne.

A cette époque, la face antérieure de la vessie,
même à l'état de vacuité, se trouve tout entière en
rapport direct avec la cloison abdominale antérieure
« et il n'y a entre elles deux, aucune cavité du
péritoine.

« Le cul-de-sac péritonéal n'est donc pas pré-vésical mais sus-vésical et se porte directement de la
paroi abdominale sur le sommet de la vessie. Au
lieu de former un recessus profond et presque vir-
tuel par l'accolement de ses deux parois, il présente
la forme d'un angle dièdre très obtus dans lequel
vient prendre place constamment une anse intesti-
nale » (1).

Cette description de Ballantyme mérite quelques
explications et peut-être même quelques restrictions.
En effet, elle est exacte pour la vessie vide. Mais si
sur une paroi abdominale disséquée, à l'exception
du péritoine, on injecte progressivement une vessie
à l'état de vacuité, on ne tarde pas à s'apercevoir
qu'au fur et à mesure qu'on fait pénétrer du liquide
dans ce viscère, la vessie s'élève et se rapproche
plus intimement de la paroi abdominale, et que le
péritoine refoulé en partie par l'organe coiffe cepen-

---

1. Ballantyme, *loc. cit.*

'dant sur une étendue de plus en plus grande la par-
·tie antérieure du sommet vésical.

Ce qui prouve d'une façon évidente que la séreuse
péritonéale se comporte ainsi, ce sont les variations
successives que subit la direction de l'ouraque. On
sait en effet (et nous aurons l'occasion de revenir
plus loin sur ce sujet) que ce cordon extra-périto-
néal, mais confinant à la séreuse, l'accompagne dans
tout son trajet. Il lui est intimement uni par des
brides adhérentes et une dissection minutieuse ne
peut même l'en séparer chez le nouveau-né. C'est
là un fait que nous avons à plusieurs reprises eu
l'occasion de vérifier. Le trajet du péritoine est donc
commandé exactement par celui de l'ouraque. Il y
a là un point particulier d'anatomie sur lequel il
convient d'insister. Quel que soit la dilatation vésicale l'ouraque part toujours du sommet de l'organe
chez l'enfant. Lors même qu'on a fait subir au viscère
une dilatation considérable, le point le plus élévé
de la vessie donne naissance au cordon fibreux. Or
il est placé sur la face antérieure de la séreuse qui
est intimement appliquée à la face postérieure de ce
cordon. Le trajet de l'ouraque est donc celui du péritoine. Et nous irons jusqu'à dire que c'est pour ne pas
avoir su se servir de ce point de repère que tant de
divergences ont eu lieu entre les auteurs. Voyons
donc quel est le trajet de l'ouraque. Hé bien! il est
constant que l'ouraque en partant du sommet de la
vessie pleine commence par se diriger en bas au devant du réservoir urinaire en décrivant une courbe

à concavité supérieure, et c'est ce fait même qui avait induit certains anatomistes en erreur et leur avait fait croire que l'ouraque se détachait de la partie antérieure et supérieure de la vessie.

Voilà donc un premier renseignement précis : la vessie vide abdominale du nouveau-né n'a pas au devant d'elle de cul-de-sac péritonéal ; la vessie pleine abdominale du nouveau-né possède un cul-de-sac péritonéal.

Ce cul-de-sac est souvent très minime ; il n'existe que sur la ligne médiane, parfois déjeté latéralement, il est même souvent négligeable, c'est une simple *amorce*, mais, pour se convaincre de son existence, il suffit de regarder le trajet de l'ouraque.

Quelles sont les dimensions de ce cul-de-sac envisagé en lui-même et sans tenir compte de sa distance au pubis ?

Dans les vessies du nouveau-né poussées jusqu'à la distension extrême (8o grammes) nous ne l'avons jamais rencontré plus profond que 1 à 2 millimètres, et dans ces cas, le sommet de la vessie était distant de 1 centimètre seulement de l'ombilic.

Toute autre est la question des relations du péritoine avec la symphyse pubienne, et nous allons les examiner à leur tour toujours chez le *nouveau-né*.

A cet âge, la vessie vide est appliquée à la paroi abdominale antérieure sans interposition du péritoine, mais son sommet est beaucoup moins élevé qu'on ne le croirait *a priori* dans la cavité abdominale. Et il suffit de rappeler ici ce que nous disions au sujet de la forme du réservoir urinaire, vide, au début de cette étude. Nous savons en effet, contrairement peut-être à l'opinion de certains auteurs, mais d'accord en cela avec Ballantyme, que cette vessie vide a une direction très légèrement oblique, et que par conséquent en dépassant la symphyse pubienne elle fait avec elle un angle aigu ouvert en haut et en avant, et en rencontrant la face postérieure de la paroi abdominale forme avec elle un angle également aigu ouvert en bas et en arrière.

Or, elle ne dépasse par son sommet que de quelques millimètres seulement. Dans ces cas, le péritoine qui tapisse toujours minutieusement la face postéro-supérieure de la vessie, depuis son sommet où il est en quelque sorte fixé par l'ouraque, rencontre le viscère près de la symphyse pubienne. Cette conclusiou est donc sensiblement différente de celle que l'on serait autorisé à tirer de la fig. VI.

Voyons maintenant quelles modifications, dans les rapports entre la séreuse et le pubis, va apporter la dilatation de la vessie du nouveau-né.

Le sommet du viscère s'élève et refoule le péritoine, d'une façon générale, au-dessus de lui, tout en lui permettant de former au devant de la partie la plus supérieure de sa face antérieure un minime cul-de-sac. Et cela de plus en plus au fur et à mesure que la vessie se distend, d'où cette formule qui se trouve bien en rapport avec la conception actuelle de ces rapports chez l'adulte : Il y a, dans la position du péritoine pré-vésical par rapport au pubis deux facteurs qui agissent en des sens différents et qui sont très inégaux de puissance : 1o la dilatation vésicale qui tend à refouler le péritoine très loin du pubis; 2o la tendance de la séreuse à s'insinuer entre la paroi et la vessie. Le premier de ces facteurs est très puissant, le second très peu et la résultante totale est l'éloignement du péritoine de la symphyse pubienne.

Quant à la profondeur intrinsèque du cul-de-sac comparée à la dilatation vésicale les proportions que nous avons essayé d'établir ne s'expriment chez le nouveau-né qu'en millimètres.

Il nous a donc semblé difficile d'arriver à une opinion plus précise. Pour la formuler nous dirons :

Nos mensurations qui portent sur 20 sujets sont si discordantes que nous nous rangerions volontiers en ce qui concerne le nouveau-né à l'avis que P. Delbet émet sur l'adulte : «Il n'y a pas de relations exactes entre la hauteur du sommet au-dessus de la symphyse et leer lèvement péritonéal ».

Mais bien différent est de pouvoir indiquer un chiffre exact ou de considérer d'une façon générale nos résultats et d'arriver pratiquement à une indication utile au point de vue chirurgical. Nous pourrons alors affirmer (ce qui a, au point de vue de l'intervention, une véritable valeur) que à la naissance et avec une forte distension vésicale le péritoine se réfléchit à un centimètre à peine au-dessous de l'ombilic, et que, avec une distension moyenne, il existe presque toujours une distance considérable entre le pubis et le cul-de-sac péritonéal largement suffisante pour pratiquer l'incision de la taille.

Nous disons presque toujours, car il faut tenir compte des anomalies possibles, telles que ces vessies transversales et pelviennes que nous avons rencontrées dès l'âge de deux ans. Une fois sur vingt nous avons rencontré le cul-de-sac péritonéal se réfléchissant à deux centimètres.

Ces déductions pathologiques ont d'abord une réelle importance au point de vue de la ponction vésicale. Elles doivent également encourager le chirurgien à pratiquer chez l'enfant la taille sus-pubienne. Nous sommes arrivé à ce résultat que toute proportion gardée le péritoine pré-vésical s'élève plus chez l'enfant que chez l'adulte. Toutefois, il convient aussi de remarquer que, si les organes infantiles subissent un développement parallèle qui permet de les comparer à ceux de l'adulte, le calcul vésical n'obéit pas aux mêmes lois de proportionnalité, et qu'une petite vessie à péritoine s'écartant notablement de la symphyse peut contenir une pierre fort volumineuse nécessitant une large ouverture, si bien qu'il faut savoir que dans la taille sus-pubienne pour calculs (qui est du reste une intervention rarement pratiquée dans les premiers mois de la vie), l'incision destinée à enlever une pierre parfois assez volumineuse pourrait conduire en partie au moins sur le péritoine. Ce danger n'est point la faute des relations, spéciales à l'enfant, du péritoine et de la vessie mais bien celle des faibles proportions du sujet.

Etudions maintenant le cul-de-sac antérieur du péritoine chez l'enfant et chez l'adolescent.

Pour fixer les idées nous prendrons deux termes de comparaison; il s'agira d'abord d'un enfant de 5 ou 6 ans, puis d'un adolescent de 12 à 13 ans. Chez l'enfant de 5 à 6 ans, cette étude n'a guère été faite à notre connaissance que par Ballantyme, et par Symington grâce à leurs congélations.

Au fur et à mesure que le sujet grandit sa vessie augmente de volume mais elle s'enfonce aussi progressivement dans le petit bassin.

Voilà trois termes dont il faut maintenant tenir compte : le champ opératoire augmente d'étendue, la vessie également, mais elle devient de moins en moins abdominale.

Les deux premiers faits sont favorables à la taille sus-publenne en diminuant les dangers de la lésion péritonéale.

Le troisième lui est défavorable. Quelle est la résultante de ces facteurs opposés ?

Seule l'expérimentation peut nous renseigner. Or les coupes de Symington, montrent que le péritoine se comporte différemment dans la plénitude et dans la vacuité de la vessie.

Ces coupes ont porté sur quatre sujets dont deux avaient la vessie vide et deux la vessie pleine. Les enfants sur lesquels elles ont été pratiquées étaient des garçons entre 5 et 6 ans de taille et de force

différentes. Examinons dans ces deux hypothèses :
1° la vessie est vide ; 2° elle est suffisamment remplie.

Lorsque la vessie est vide, Symington a constamment rencontré le péritoine descendant jusqu'au
niveau de la symphyse. Chez l'un des sujets le viscère, nous dit cet auteur, contenait encore après la
congélation quelques gouttes d'urine congelée. Le
péritoine n'atteignait pas tout à fait le bord supérieur de la symphyse.

Dans le second cas, la vessie étant à l'état de vacuité complète, le péritoine non seulement confi-
nait à la symphyse mais descendait encore derrière
elle de quelques millimètres.

Tout se passe donc dans ce cas dès l'âge de 5 ou
6 ans comme chez l'adulte.

Nos autopsies personnelles nous ont du reste
donné identiquement les mêmes résultats, dans les
deux seuls cas que nous avons pu étudier où la vessie se trouvait vide, sans qu'il eût été nécessaire
d'agir sur elle pour obtenir cette vacuité soit par
aspiration, soit par pression abdomiale. Ces manœuvres en effet peuvent produire des causes d'erreur.

Lorsque la vessie est pleine, ou au moins notablement remplie, les choses se passent bien différemment. Symington publie deux autres coupes se rapportant à des vessies distendues. Dans la première, la
vessie contenait environ 32 grammes et dans la seconde 93 grammes. Dans la première, le cul-de sac

péritonéal se trouvait à o cent. 8 millim. de la symphyse; dans la seconde à 2 millim. 7.

Ces faits méritent d'attirer notre attention. Car 93 grammes pour une vessie d'enfant de 5 à 6 ans supposent une dilatation déjà notable.

Et d'après cette coupe de Symington on ne pourrait compter que sur la possibilité de faire à la vessie un orifice chirurgical de 3 centimètres, ce qui est peu lorsqu'on pense au volume de certains calculs même chez l'enfant. Nous devons cependant ajouter que nos recherches, fondées sur 25 cas d'enfants de 5 à 8 ans, donnent un peu plus de marge et que généralement avec une dilatation vésicale de 100 grammes on peut compter sur 3 cent. 1/2 de distance entre le pubis et le péritoine.

Si comparant maintenant ces résultats avec ceux que nous avons mentionnés chez l'enfant nouveauné nous essayons de tirer une conclusion, il nous paraît évident que par rapport au sommet de la vessie, le cul-de-sac péritonéal pour une même distension grandit d'autant plus qu'on considère des sujets d'âge plus avancé; mais que la distance du bord inférieur du cul-de-sac au pubis augmente d'une façon absolue au fur et à mesure qu'on avance en âge. En d'autres termes, la face antérieure de la vessie moyennement distendue est de plus en plus avec l'âge recouverte par le péritoine. Mais elle grandit plus vite, pour ainsi dire, que le péritoine ne descend sur elle et expose progressivement une plus grande portion de sa face antérieure au contact direct de la paroi abdominale.

Il ne faut donc pas dire d'une façon absolue que la vessie de l'enfant est plus abordable chirurgicalement que celle de l'adulte. Elle l'est au contraire un peu moins si l'on ne tient compte que des chiffres trouvés sans s'occuper des différences de proportion.

En un mot si l'on compare la distance du cul-de-sac dans la dilatation moyenne d'une vessie adulte, (c'est-à-dire après une injection de 300 grammes) à la distance de ce même cul-de-sac dans la dilatation moyenne chez un enfant de 5 ans c'est-à-dire environ 100 grammes) on s'aperçoit que chez le premier on peut espérer rencontrer le plus souvent le cul-de-sac à 3 cent. 1/2 tandis que chez le second il siège fréquemment à 1 cent. 1/2 ou 2.

La première restriction que nous pouvons faire, c'est que proportionnellement à la taille de l'organe, le péritoine tapisse chez l'enfant moins de face antérieure du réservoir urinaire que chez l'adulte.

La seconde a une importance considérable. Personne ne peut mettre en doute aujourd'hui que chez nombre d'adultes le péritoine soit suffisamment élevé dans la distension vésicale pour ne pas être un danger, mais tout le monde s'accorde aussi à reconnaître que l'on rencontre souvent chez lui de dangereuses exceptions, et la littérature médicale relate fréquemment des cas où le péritoine descendait alors jusqu'à la symphise. Ce qui semble, au contraire, ressortir de nos recherches c'est la constance, chez l'enfant, de l'éloignement du cul-de-sac. En dehors des cas vraiment exceptionnels de vessies transversales, il y a toujours entre le pubis et le cul-de-sac l'espace suffisant pour découvrir le viscère. Grâce au refoulement de la séreuse, comme le pratique M. le professeur Guyon, on augmentera aisément la hauteur de la région où la vessie peut être exposée sans danger.

Ajoutons à cela un autre fait qui a bien son importance et qui n'a pas que nous le sachions, encore attiré l'attention des auteurs; c'est que chez l'enfant une très faible dilatation produit déjà une certaine ascension du cul-de-sac. A cet âge, en effet, la vessie, qui, vide, a abandonné, comme nous l'avons vu, ses relations directes avec la paroi abdominale, se trouve encore très élevée. Son col est presque au niveau des bords supérieurs de la symphyse et, à peine quelques gouttes de liquide pénètrent-elles dans sa cavité que le viscère se développe dans l'abdomen.

Le mécanisme de cette ascension est assez curieux pour qu'il mérite de nous arrêter quelques instants. En effet, lorsque les premières gouttes de l'urine pénètrent dans la vessie, la dilatation est surtout marquée, comme nous l'avons dit, dans la région postérieure ; or, on conçoit mal au premier abord comment le cul-de-sac antérieur pourrait modifier sa hauteur. Très surpris par ce phénomène, nous en avons cherché l'explication dans de nombreuses expériences et nous avons remarqué qu'avant la dilatation de la région postérieure la vessie subissait d'abord une certaine augmentation de volume dans toutes ses parties. C'est cette ampliation qui refoule le cul-de-sac antérieur ; puis sitôt que la résistance commence à se faire sentir à la main qui presse le piston de la seringue, la région vésicale postérieure augmente rapidement de volume, enfin lorsque la dilatation devient notable la région antéro-supérieure du cul-de-sac s'agrandit presque seule.

Mais n'oublions pas qu'à ce moment à la faveur de ce périnée peu résistant de l'enfant il se produira un phénomène inconnu chez l'adulte, très net chez de jeunes sujets, et dont nous avons eu déjà l'occasion de parler : le col s'abaissera, se frayera un chemin du côté du plancher pelvien et compensera en partie, à l'égard du cul-de-sac péritonéal antérieur l'avantage que donnait à la vessie de l'enfant sa situation abdominale.

Que se passe-t-il à l'âge de 12 ans ?

Et d'abord à cette époque de la vie on commence déjà à rencontrer des vessies complètement pelviennes. Ces dernières doivent donc être assimilées à la vessie adulte, à cette différence près, qu'étant de capacité moindre elles sont susceptibles de moins de développement, et que la dilatation moyenne est atteinte avant que la distension absolue de la vessie ait agi autant que chez l'adulte sur le cul-de-sac péritonéal.

Quant aux vessies qui restent encore abdominales à cet âge, et qui sont les plus nombreuses, elles se comportent comme celles de l'enfant de 6 ans ; mais la plupart d'entre elles, commençant à descendre dans le petit bassin, perdent, par ce fait, une partie des avantages qu'elles gagnaient à leur rapport intime avec la paroi.

Elles le perdent d'autant plus que, comme l'ont montré Garson et Petersen, le ballon rectal chez l'adulte éloigne quand il est distendu davantage encore le péritoine de la symphyse tandis que nous savons que ce ballon est peu utilisé chez l'enfant et pourrait même devenir une cause de danger.

On le voit, la question est complexe. Et si nous nous sommes si longuement étendu sur ce sujet, c'est afin de faire naître, pour ainsi dire, un doute dans l'esprit de nos lecteurs. Nous dirons donc que, en somme, le cul-de-sac péritonéal de l'enfant présente toujours un réel danger dans la taille haute. Les cas de blessure de la séreuse, à cet âge, ne sont pas très rares. Nous verrons plus loin que ce qui facilite véritablement cette intervention chez le jeune sujet, c'est le peu d'adhérence que le péritoine possède chez lui avec le réservoir urinaire et la possibilité de le refouler beaucoup plus haut que chez l'adulte. Nous verrons également que c'est là une des raisons qui peuvent nous faire penser a l'utilité de la taille transversale chez l'enfant.

Après avoir tapissé la partie antérieure et supérieure de la vessie en formant le cul-de-sac que nous venons de décrire, le péritoine, suivant la description des auteurs, coifferait de la façon suivante le réservoir urinaire dans l'état de moyenne distension: Il en tapisse la plus grande partie de la face postérieure et descend ainsi jusqu'au niveau où il se réfléchit, sur le rectum chez l'homme, sur l'utérus chez la femme, en constituant le cul-de-sac vésical postérieur. Quant aux faces latérales il les revêt partiellement, et dans une étendue variable suivant une ligne oblique de haut en bas et d'avant en arrière.

D'une façon générale cette description s'applique également à l'enfant; mais il convient de la reprendre dans ses détails.

Lorsque la vessie de l'enfant est vide, et quelle que soit l'âge du sujet, le péritoine tapisse seulement, comme chez l'adulte, toute cette face postéro-supérieure; mais la séreuse, dans le tout jeune âge, peut être considérée comme appartenant à la paroi abdominale antérieure.

Lorsque, par suite de l'augmentation de diamètre du bassin et de la formation du recessus rétro-uréthral, la vessie commence à habiter en partie au moins l'excavation pelvienne, c'est en partie le péritoine pelvien qui recouvre la face postéro-supérieure du réservoir urinaire.

Enfin, lorsque nous parvenons vers l'âge de la puberté, c'est à peine si la vessie vide dépasse le bord supérieur de la symphyse pubienne et ce viscère, à l'état de vacuité, comme la séreuse qui le recouvre est tout entier pelvien.

Quelles sont les connexions exactes du péritoine et de la paroi vésicale?

Chez l'adulte on dit communément que le péritoine adhère assez fortement à la région postérieure de la vessie. Voyons ce qu'il en est chez l'enfant.

Nous connaissons déjà les relations intimes qui unissent la séreuse à l'ouraque. Nous avons vu que ce cordon est intimement appliqué à la face antérieure du péritoine par de fines brides celluleuses qu sont des dépendances de l'aponévrose, ombilico-vésicale. Après avoir accompagné ainsi l'ouraque dans son trajet, si souvent flexueux, la séreuse péritonéale passe sur le sommet de la vessie et se dirige en bas et en arrière.

Il est presque impossible de séparer, sans le déchirer, le péritoine de l'ouraque, et jusque à l'éparpillement des fibres musculaires de ce cordon sur le pôle vésical supérieur, l'adhérence est intime.

Si nous cheminons sur la face postérieure, nous voyons qu'immédiatement au dessous de l'ouraque, il existe chez l'enfant un petit espace qui mesure environ, sur un sujet de six ans, un centimètre dans le sens antéro-postérieur et au niveau duquel le péritoine est aisément décollable. Puis tout d'un coup la séreuse confine intimement à la paroi vésicale et elle adhère d'une façon solide à la vessie sur une longueur de cinq à dix millimètres. C'est là la seule région vésicale que l'on ne puisse assez aisément séparer de la membrane péritonéale; enfin à la partie inférieure du globe vésical avant de l'abandonner le péritoine lui devient un peu plus adhérent.

Ces points, un peu secondaires d'anatomie, ont cependant leur importance lorsqu'il s'agit d'un organe qui va se développer sous l'influence de la réplétion : Ces faits n'ont pas encore été, à notre connaissance étudiés chez l'enfant. Ils sont pourtant caractéristiques et il suffit d'essayer d'énucléer une vessie infantile en faisant une incision abdominale pour s'en rendre compte.

Ainsi parvenu à la région vésicale postérieure et, à une hauteur très variable suivant les sujets, le péritoine se réfléchit sur le rectum mâle ou sur l'utérus.

Latéralement, le péritoine vésical adhère fort peu à l'organe sous-jacent; il en est facilement décollable et, comme nous l'avons dit, il ne tarde pas à se réfléchir sur les parois de l'excavation pelvienne laissant au-dessous de lui une portion des faces de la vessie qui varient d'étendue suivant l'état de réplétion des viscères; Il forme ainsi les culs-de-sac, dits « vésicaux latéraux. » Mais de chaque côté également de la vessie, le péritoine se trouve parfois plissé et constitue ainsi des brides saillantes qui cloisonnent ce cul-de-sac vésico-latéral.

Avant d'étudier ces replis péritonéaux secondaire, fort discutés et diversement décrits par les auteurs, nous devons pour plus de netteté fixer d'abord les idées sur le cul-de-sac postérieur et les replis qui les circonscrivent.

Cul-de-sac péritonéal postérieur chez l'homme.

Sa disposition, est commandée par celle des organes de cette région. Etudions donc rapidement la topographie des différentes parties qu'on y rencontre chez l'enfant.

Sur la ligne médiane on trouve successivement la vessie en avant, le rectum en arrière. La vessie repose comme chez l'adulte sur la prostate, mais cette glande est encore si rudimentaire qu'elle ne se révèle pour ainsi dire par aucune saillie appréciable.

Chez le tout jeune enfant, il faut même, pour en reconnaître l'existence, une dissection minutieuse. Elle est entourée dans un feutrage cellulo-aponévrotique qui la masque complètement au premier abord.

On ne peut donc plus dire chez le jeune sujet qu'il existe, au niveau de la continuité des faces postérieures de la prostate et de la vessie, un angle mousse ouvert en arrière. Renforçant simplement la partie toute supérieure de l'urèthre, la prostate se borne à entourer le col vésical.

Entre la base de la prostate et la vessie on voit s'insinuer immédiatement en dehors de la ligne médiane et presque en contact les deux canaux déférents, flanqués en dehors des vésicules séminales. Le volume de ces vésicules, et leurs rapports exacts avec les viscères voisins, mérite de nous arrêter un instant, car ces deux organes commandent, pour ainsi dire, des rapports très importants et qui ont fait l'objet d'une longue et délicate discussion.

Elles sont d'une façon générale rudimentaires dans le jeune âge et nous nous sommes livré à quelques mensurations qui pourront fixer les idées.

A la naissance et pendant les deux premières années de la vie ces deux organes ne dépassent guère le volume d'un grain de mil, 2 millimètres environ.

Vers 6 ans, elles peuvent atteindre 3 ou 4 millimètres et se développent très rapidement de 12 à 15 (époque de la puberté).

Ces vésicules ont des connexions importantes à considérer et qui jetteront, nous l'espérons, un jour précis, sur les rapports qu'affecte, avec les organes voisins, la séreuse péritonéale.

Nous savons combien cette question a été discutée chez l'adulte et nous ne citerons ici que pour mémoire les noms de Cruveilhier, Henlé, Tillaux, Mollière, puis nous dirons que les anatomistes se sont divisés en deux camps, les uns affirmant que les vésicules séminales adhéraient au rectum et se mouvaient avec lui ; les autres, au contraire, prétendant qu'elles étaient intimement unies à la vessie et qu'elles suivaient ce viscère dans ses évolutions.

La première opinion est soutenue par M. Benjamin Anger, par Henle.

La seconde par Montfalcon, Richet et à l'étranger, Gegenbauv, Hoffamm, Heiskmann et Pansk Enfin M. Charpy semble s'y rallier.

Quant au professeur Sappey nous devons avouer comme Paul Delbet que sa description est loin d'être explicite.

Mais dans toutes ces études il s'agit de l'adulte.

Il était donc très intéressant d'examiner les faits chez l'enfant, c'est-à-dire, chez un sujet se rapprochant davantage de l'état rudimentaire et, où le développement physiologique des organes n'avait pu encore modifier suffisamment le plan primitif.

Nous ne craignons pas d'affirmer que, chez l'enfant les vésicules séminales tiennent intimement au réservoir urinaire. N'est-ce pas du reste ce qui ressort du développement, de l'extrémité inférieure du canal de Wolf et ne retrouvons-nous pas une disposition analogue chez la femme, dont les organes génitaux affectent des rapports plus intimes avec l'appareil urinaire qu'avec le digestif.

Tel est le fait d'ensemble, entrons maintenant dans quelques détails.

Nous avons dans nos recherches, afin d'examiner les rapports exacts du cul-de-sac postérieur du péritoine, employé deux voies différentes : l'une antérieure ; l'autre postérieure.

Dans la première nous ouvrons une brèche, en sectionnant à la scie ou au rachitôme la portion horizontale des deux pubis et les deux branches ischiopubiennes de façon à ce que notre incision passe dans la partie la plus reculée du trou obturateur. Soulevant ensuite ce large lambeau, analogue à celui que donne l'ischio-pubiotomie double, et sectionnant les ligaments antérieurs de la vessie, nous sommes parvenu à pénétrer largement dans l'excavation pelvienne et à pouvoir examiner à ciel ouvert les rapports intimes de ces différentes organes. Attirant enfin la vessie en avant et décollant dans la mesure du possible le péritoine qui la tapisse, nous sommes parvenu de cette façon à examiner les relations précises de la paroi antérieure du cul-de-sac recto-vésical.

En opérant de cette façon nous avons réussi également à saisir le siège exact de la réflexion péritonéale.

Quel est-il ?

Il est, en général, pouvons-nous dire, situé chez l'enfant beaucoup plus bas que les auteurs classiques ne le décrivent chez l'adulte et que nous le représentons dans la figure IX.

Ce résultat auquel nous sommes arrivé est d'accord du reste avec les descriptions récentes. Zuckerkandl avait déjà insisté longuement sur ces détails. Son opinion est reproduite par Jonesco et contrôlée également par Paul Delbet, qui constatent eux aussi que ce cul-de-sac péritonéal, plus profond souven qu'on ne le croit chez l'adulte, l'est presque cons tamment chez l'enfant plus développé qu'on ne le pense.

Voilà donc une première notion, qui nous semble être définitivement acquise, mais elle comporte à notre avis un certain commentaire. Et si les auteurs semblent divisés sur cette question, c'est qu'il existe dans leurs descriptions une confusion.

Tous, en effet, assimilent la ligne où le péritoine se détache de la vessie avec le siège de la réflexion de ce péritoine. Ils semblent avoir été induits en erreur par la dissection.

On conçoit, en effet, aisément que sitôt qu'on modifie les relations réciproques de la vessie et du rectum, et que l'on essaie de disséquer le péritoine pelvien, après avoir extrait ces organes de leurs cavités, le cul-de-sac péritonéal, par suite de cette manœuvre, prend pour arrête et pour fond le point d'adhérence le plus inférieur à la vessie. Nous engageons tous ceux qui voudront se livrer à des recherches anatomiques sur ces détails, d'une si haute importance au point de vue chirurgical, à ne pas procéder de cette façon, et ils se convaincront d'abord que pour peu qu'on écarte la vessie du rectum ou qu'on soulève l'un des deux organes, le cul-de-sac péritonéal ne descend qu'à une certaine distance de la base de la prostate.

C'est du reste la situation normale chez l'adulte,

et Deneffe et Wetter ont établi à ce sujet des mensurations variées qui ne laissent aucun doute. Nous invitons, du reste, le lecteur à se reporter à l'étude très complète de cette question qu'en a faite Paul Delbet. Bornons-nous ici à examiner ce qui a lieu chez l'enfant.

Si, au lieu de procéder par dissection, on fait pénétrer dans le cul-de-sac péritonéal postérieur (la vessie étant à demi remplie) une injection fine et rapidement coagulable, de la gélatine par exemple, et qu'on procède comme nous l'avons montré tout à l'heure par décortication du péritoine postérieur, on ne tarde pas à reconnaître 20 fois sur 23 que la gélatine, grâce à son poids qui est du reste minime, a pénétré bien plus inférieurement que le point d'adhérence du péritoine à la vessie, et qu'elle a moulé un cul-de-sac qui atteint par sa limite inférieure quelquefois la base de la prostate, plus souvent encore la face postérieure de cette prostate sur une étendue parfois même (10 fois sur 23), de un centimètre. D'où cette conclusion, le cul-de-sac péritonéal postérieur chez le jeune garçon descend presque constamment beaucoup plus bas qu'on ne l'a dit, il existe une région toute spéciale assez mal décrite par les auteurs et dans laquelle le péritoine libre d'adhérence avec la vessie s'étend derrière elle plus bas que son point d'attache à l'organe, avant de se réfléchir et de se porter sur le rectum. Cette constatation peut se faire aisément par un autre procédé plus simple qui consiste à introduire après ouver-

ture de la paroi abdominale le doigt entre la vessie
et le rectum, et à explorer minutieusement la face
antérieure de ce cul-de-sac ; on reconnaît aisément
alors que, sans exercer une tension du péritoine,
on dépasse de légers reliefs latéraux qui donnent
la sensation de grains de millet et qui sont les vésicules séminales et qu'on parvient de la sorte jusqu'à
la partie inférieure du réservoir urinaire où l'on
sent fréquemment une surface dure qui est la base
de la prostate.

On arrive encore à un résultat analogue en s'efforçant d'atteindre ce cul-de-sac par la région postérieure du bassin. Pour cela faire (et ça été notre
deuxième méthode) il suffit de créer une brèche
qui enlève le sacrum et le coccyx, en ayant soin
de laisser le rectum en place.

On sectionne ensuite avec des ciseaux la paroi
postérieure de cet intestin respectant soigneusement sa paroi, antérieure, et à travers cette dernière,
on plante horizontalement une série d'aiguilles dont
la pointe va se perdre, soit dans la vessie, soit dans
la prostate et la région périnéale antérieure, puis
sectionnant ensuite la paroi rectale antérieure au
niveau de chaque aiguille et en commençant par la
plus supérieure on arrive à se convaincre que celles
d'entre elles qui confinent au fond du cul-de-sac intéressent en même temps le plus souvent la prostate.

Il ne peut donc pas y avoir de doute à cet égard
et ce point d'anatomie infantile nous semble définitivement fixé. Le plus souvent le chez jeune sujet

le péritoine descend jusqu'à la base de la prostate,
c'est comme le montre Zuckerkandl une disposition conforme à l'embryologie.

Nos recherches ont porté sur des enfants d'âge très
variable, depuis la naissance jusqu'à 15, 16 et 17 ans

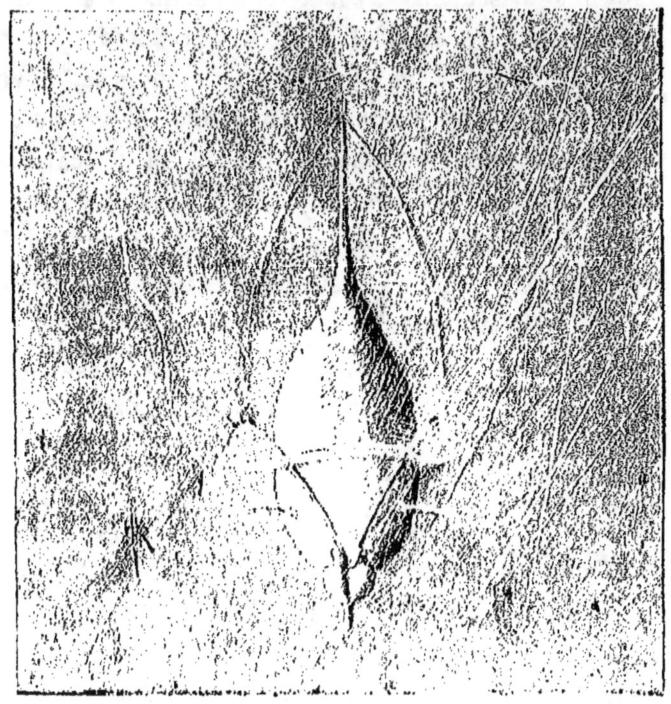

Fig. IX

Vue de la réflexion du péritoine à la région postérieure de la vessie
après dissection des organes voisins.

et nous devons examiner ici sous quelle influence
ce cul-de-sac péritonéal se modifie dans sa profondeur, nous avouerons n'être pas arrivé à des résultats très concluants. En effet, d'une part, nos

recherches n'ont pas été assez étendues sur des cadavres de 15 à 17 ans, et de l'autre nous ne connaissons pas dans quelles proportions ce cul-de-sac péritonéal persiste aussi profond jusque dans l'âge adulte. Ce qui nous a semblé ressortir de nos dissections c'est que, à partir de l'époque de la puberté, la profondeur du recessus péritonéal diminue, la vessie à ce moment s'est développée aux dépens de son bas-fond. La prostate a acquis un volume considérable, le col vésical s'est enfoncé dans l'excavation, et la séreuse pelvienne, fixée toujours aux mêmes points de la paroi vésicale postérieure, a pour ainsi dire été tendue entre les organes qu'elle recouvre.

Cette longue description s'applique à l'excavation pelvienne où vessie et rectum sont légèrement distendus.

Que se passe-t-il : 1° lorsque la vessie se distend ; 2 lorsque le rectum se distend lui-même.

Chez l'adulte la réplétion de la vessie semble avoir sur l'ascension du cul-de-sac une influence à peu près nulle. Il n'en est plus de même à notre avis chez l'enfant, et nous avons tenté d'arriver sur ce point à des conclusions précises en opérant de la façon suivante :

Prenant un bassin entier d'enfant, nous avons fait pénétrer dans le cul-de-sac rétro-vésical une injection de gélatine, la vessie était légèrement disten-

due. Nous avons retiré après refroidissement de la
gélatine un moule du cul-de-sac postérieur dont nous
donnons ici la figure. Puis prenant le même bassin
et, après immersion suffisante dans l'eau chaude,
nous avons injecté de nouveau dans le cul-de-sac
postérieur de la gélatine, et, tandis que cette subs-

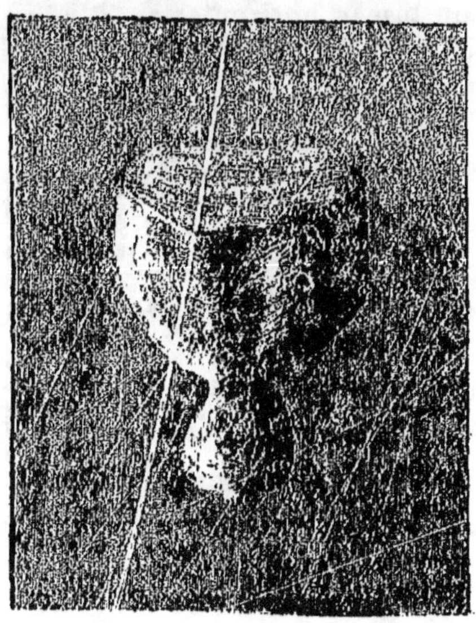

Fig. X

Moulage du cul-de-sac péritonéal postérieur, le rectum et la vessie
étant presque vides.

tance était encore liquide et chaude, nous avons distendu le réservoir urinaire par une injection uréthrale. Puis le tout a été porté ensuite dans un réci-
pient qui contenait de l'eau très froide. En quelques
instants, nous avons pu obtenir ainsi un second
moule du cul-de-sac dont nous donnons ici la figure.

Il suffit de comparer ces deux moulages pour constater entre eux une énorme différence.

Tandis que le premier se compose d'abord d'une
portion large puis d'un rétrécissement, et enfin d'une
légère dilatation inférieure.

Le second, au contraire, aplati et concave, se termine par un biseau horizontal.

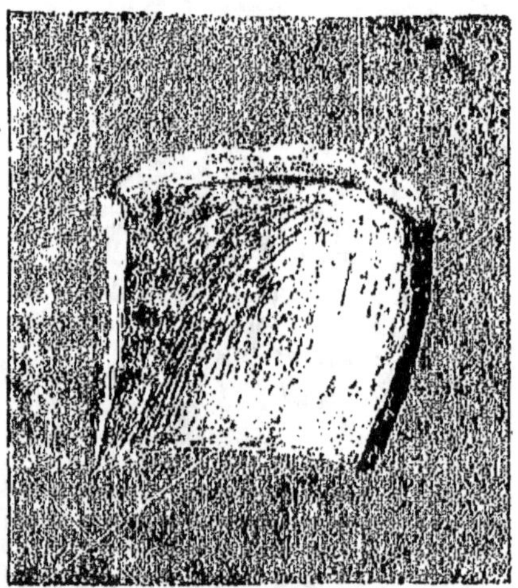

Fig. XI

Moulage du cul-de-sac péritonéal postérieur, la vessie étant distendue.

L'exploration sur la pièce entière par le toucher
rectal donnait dans les deux cas l'explication de ces
différences.

Dans le premier le fond du cul-de-sac masquait
la prostate.

Dans le second, la prostate, les vésicules, le bas-
fond vésical, étaient situés au-dessous de la cavité

séreuse et l'on sentait l'arête saillante du moulage à environ 1 centimètre de la base de la prostate. Il s'agissait d'un garçon de 3 ans.

Nous devons à coup sûr nous demander d'où provient cette dissemblance des résultats obtenus chez l'adulte et chez l'enfant, sur la profondeur du cul-de-sac par distension de la vessie.

La raison en est fort simple chez l'adulte. Le cul-de-sac descend rarement au-dessous du point où le péritoine adhère à la vessie.

Quelle que soit la distension du réservoir urinaire ce point reste fixe et la distance qui le sépare de la base de la prostate n'augmente pas d'une façon très appréciable quand le viscère se remplit.

Chez l'enfant, au contraire, la séreuse possède toute une région où elle est libre d'adhérences solides. Par la distension de la vessie, elle est attirée grâce à son point d'attache sur elle et le cul-de-sac remonte.

Nous savons du reste que la vessie de l'enfant ne se distend pas tout-à-fait comme celle de l'adulte, et nous avons vu à propos de sa forme combien la région inférieure se dilate au début de la réplétion. Nous savons enfin (et c'est peut-être là la véritable origine de la dissemblance que nous venons de noter entre l'enfant et l'adulte), que chez le premier la distension de la vessie s'accompagne d'un abaissement marqué du bas-fond vers le périnée ce diaphragme pelvien peu solide et dépressible.

Peut-être pourrait-on dire que ce n'est pas le cul-de-sac qui remonte mais que c'est le bas-fond vésical qui s'abaisse. Quoi qu'il en soit, on peut concevoir d'après ces considérations combien il serait dangereux de pratiquer une taille périnéale sur une vessie faiblement distendue. Et c'est peut-être là la véritable raison pour laquelle malgré la situation déclive du cul-de-sac postérieur, les blessures du péritoine sont relativement rares chez l'enfant, l'opération ayant lieu après distension du réservoir urinaire.

Effet de la distension du rectum.

Nous serons sobre sur cette question. Bornons-nous à mentionner ce fait que nos expériences de moulage analogues à celles que nous avons faites pour la distension de la vessie nous ont donné pour le rectum, les mêmes résultats que ceux auxquels sont parvenus Garson, Fehleisen et Paul Delbet. Ces auteurs ont montré que dans ces conditions le cul-de-sac remontait.

Nous dirons donc en terminant ces importantes considérations, qu'au rebours de ce qui existe chez l'adulte, le cul-de-sac péritonéal postérieur de l'enfant est mobile, et que cela provient du développement qu'il possède au-dessous du point d'attache de la séreuse à la vessie.

Cul-de-sac péritonéal postérieur chez la petite fille.

L'interposition, dans l'excavation pelvienne de l'utérus et du vagin entre la vessie et le rectum, modifie sensiblement les rapports du péritoine avec la face postérieure du réservoir urinaire chez la femme.

Il existe à ce niveau, comme chez l'adulte, un cul-de-sac vésico-utérin. Mais cette réflexion du péritoine au lieu d'être commandée, pour ainsi dire, par son adhérence à la vessie, l'est au contraire par celle qu'elle présente avec le col utérin.

Or, on le sait, ce col est d'abord la portion la mieux développée de l'utérus de la petite fille. Il présente de plus une position fixe. Enfin l'insertion du vagin à ce col empêche la possibilité d'un développement péritonéal au-dessous du point d'adhérence.

Nous nous sommes livré sur le cul-de-sac vésico-utérin aux mêmes recherches que sur le vésico-rectal et nous sommes parvenu à cette conclusion que nous enregistrons simplement ici : c'est que chez la petite fille tout se passe comme chez l'adulte.

Replis du péritoine sur la face postérieure de la vessie.

Les auteurs ont décrit un grand nombre de replis péritonéaux dans cette région, mais leurs descriptions sont loin d'être d'accord les unes avec les autres.

M. Charpy mentionne un repli péritonéal un peu en arrière de l'attache de l'ouraque vers le sommet vésical. — Symington et Ballantyme disent avoir parfois rencontré des replis de la séreuse vers le milieu de la face postérieure.

Mais c'est surtout au voisinage du cul-de-sac postérieur qu'on a décrit des plis multiples du péritoine.

Mercier a, le premier en France, a constaté « qu'au moment où le péritoine va quitter la vessie, il forme chez l'homme un repli transversal. » Il est passé sous silence par la plupart des auteurs français, signalé par Luschka par Henlé et surtout bien décrit par Henke et Huschke.

Henlé lui donne une importance considérable au point de vue embryologique. Il contiendrait d'après lui, à une certaine période du développement, les testicules et formerait entre les deux ovaires mâles un ligament large et temporaire, qui serait l'analogue du ligament large permanent de la femme. Cette opinion n'est pas admise par Delbet.

En arrière de ces plis, dits de Douglas, s'étend un recessus profond en doigt de gant, le cul-de-sac recto-vésical. Ce cul-de-sac présente lui-même, suivant Charpy, en un point variable de sa hauteur une bride saillante antérieure qui le divise en deux étages. Ce pli secondaire est appelé par certains auteurs « ligament vésico-rectal »

Telle est la description un peu schématique des

auteurs du sujet des plis péritonéaux de la face postérieure d'une vessie d'adulte.

En regard de cette description nous allons maintenant dévelop per les conclusions auxquelles nous sommes parvenu grâce à l'étude de 158 cadavres d'enfants, tant garçons que filles, de tout âge depuis la naissance jusqu'à 15 ans. Ces recherches ont été faites par nous à l'amphithéâtre de l'hôpital Trousseau pendant notre année d'internat dans cet éta blissement, et complétée soit à l'Ecole pratique, soit aux Enfants-Malades. Nous commencerons d'abord par étudier les plis périt onéaux chez la petite fille.

En effet, dans le sexe téminin, par suite de la présence de l'utérus et de l'absence de plis de la séreuse étendus entre la vessie et les organes postérieurs, le péritoine vésical est bien plus simple.

Si donc nous examinons un bassin de petite fille par la face postérieure et de préférence chez un sujet qui n'a pas dépassé trois ans, nous rencontrerons presque constamment dans une proportion de 80 o/o environ un pli inter médiaire situé à peu près au tiers antérieur de la paroi vésicale postérieure, pli transversal généralem ent très accusé que nous reproduisons dans la fi gure XII et que nous allons maintenant étudier avec plus de détails.

Ce pli *vésical transversal* n'a pas encore, à notre connaissance, été étudié par les anatomistes. Seuls Ballantyme et Symington le signalent dans les quelques considérations qu'ils ont publié sur la vessie de l'enfant. Sa situation est assez fixe, elle varie entre le tiers antérieur et le milieu de la face postérieure de la vessie. Sa direction est nettement transversale. Il s'étend depuis le milieu de cette face postérieure jusque sur les deux côtés du détroit supérieur du bassin qu'il atteint un peu en dehors de l'orifice inguinal supérieur, rasant par conséquent dans sa direction le pli soulevé par le ligament rond qui lui est du reste notablement inférieur. Les dimensions de ce pli *transversal vésical* varient notablement avec l'état de vacuité ou de distension de la vessie.

Lorsque le réservoir urinaire est presque vide, comme cela se présente fréquemment sur le cadavre, ce pli a 3 à 4 mill. en hauteur sur la ligne médiane et 7 à 8, parfois 1 centimètre quand il traverse les régions latérales de cette excavation. Au fur et à mesure qu'on distend la vessie, les deux lames qui le constituent s'écartent pour tapisser la face postérieur du viscère qui augmente d'étendue et lorsqu'on parvient jusqu'à la distension complète, il mesure à peine 1 ou 2 millimètres au niveau de la ligne mediane, augmentant progressivement de hauteur, lorsqu'on considère de plus en plus loin cette ligne jusqu'au moment ou atteignant le détroit supérieur, il tend à s'effacer et à se confondre avec les régions voisines de la séreuse.

Comment se terminent latéralement les deux extrémités de ce repli ?

Chez la petite fille le plus souvent elles s'étalent pour se continuer avec le péritoine de la région abdo-

minale antérieure. Toutefois il nous est arrivé de
voir sa corne droite se recourber postérieurement et
se continuer soit avec le péritoine cœcal, soit avec
la portion la plus inférieure de la racine du mésen-

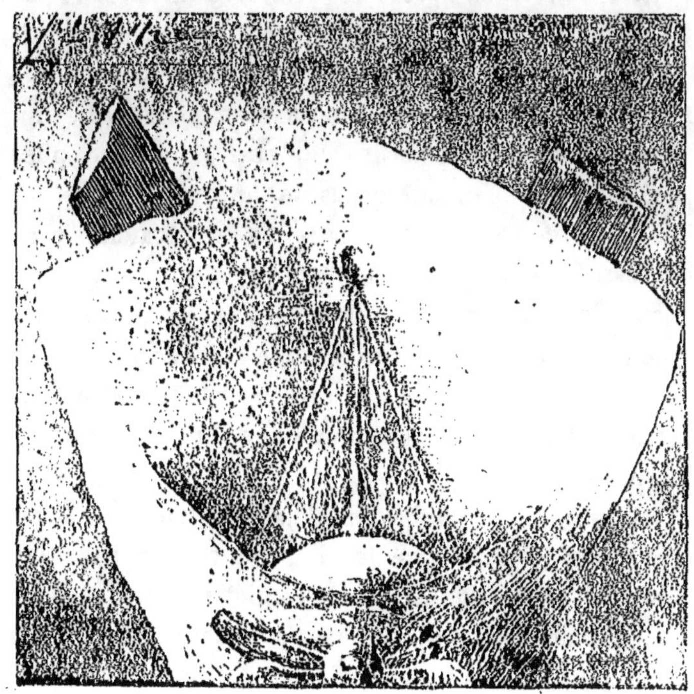

Fig. XII

Vue postérieure d'un bassin de petite fille de 2 ans.
Pli vésical transversal.

tère. (On sait, en effet, que cette racine surtout chez
l'enfant se prolonge parfois jusque sur le détroit supérieur). On voit donc qu'il s'agit ici non pas d'un de
ces plis péritonéaux, très inconstants et présentant au
point de vue anatomique une importance fort relati-

be, mais véritablement d'une sorte de cloison transversale qui peut être parfois notablement accusée.

Nous avons rencontré souvent des petites filles, chez lesquelles, après l'ouverture de la paroi abdominale antérieure et refoulement des anses intestinales, le bassin semblait cloisonné par deux replis d'apparence presque égale au premier abord : l'un antérieur, le repli *transversal vésical :* l'autre postérieur, les ligaments larges de l'utérus.

Et, circonscrits entre ces replis, trois cavums progressivement plus profonds : le premier a pour limite antérieure la paroi abdominale et pour postérieure le *pli transversal*, le second situé entre ce pli en avant et les ligaments larges en arrière et le troisième entre les ligaments larges d'une part et le rectum de l'autre.

Le premier de ces cavums, l'antérieur, est plus large et moins profond que les deux autres, et il a pour fond 1° sur la ligne médiane le globe vésical plus ou moins accentué, 2° latéralement deux recessus un peu plus déclives : la partie antérieure des culs-de-sac latéraux de la vessie, que soulève dans la partie la plus externe et la plus postérieure le ligament rond caché sous la séreuse.

Ce pli transversal croise donc à environ deux à trois centimètres des bords du détroit supérieur le repli du ligament rond qu'il masque à ce niveau, faisant avec lui deux angles aigus, l'un très ouvert en dehors et en avant, l'autre en arrière et en dedans.

Le premier forme le sommet d'un petit triangle

dont les trois côtés sont constitués : en arrière, par la portion la plus externe du pli transversal ; en dedans par la portion la plus antérieure du léger relief péritonéal dû au ligament rond, en dehors par une petite étendue du détroit supérieur tapissé de péritoine. Ce triangle, dont l'ère est également tapissée par la séreuse, est le plus souvent légèrement creusé en fossette.

Le deuxième cavum a pour fond sur la ligne médiane la partie postérieure du globe vésical, et derrière lui le cul-de-sac vésico-utérin, latéralement deux larges recessus (portion postérieure des culs-de-sacs latéraux de la vessie) et que traverse obliquement le repli soulevé par le ligament rond.

Le troisième cavum est le cavum rétro-utérin.

En résumé, grâce au pli transversal vésical, le cavum pré-utérin des anatomistes se trouve divisé en deux étages.

Telle est la description et telles sont les relations de ce pli lorsqu'il est bien formé, voyons-en maintenant les variations. Il varie d'abord suivant l'âge.

Très développé sans être, du reste, absolument constant chez le nouveau-né, il est, en général, bien marqué tant que la vessie reste, en partie au moins abdominale. On le rencontre fréquemment à l'âge de 10 ans, mais on s'aperçoit qu'il a tendance à disparaître au fur et à mesure que le réservoir urinaire habite le petit bassin d'une façon plus complète.

On le rencontre encore quelquefois jusque dans l'âge adulte et nous avons observé trois cas de vesic qui le possédaient chez des femmes de 20, 22 et 23 ans. Ces vessies adultes étaient, du reste, complètement pelviennes.

Mais s'il disparaît ainsi avec l'âge, il laisse le plus souvent des traces, il suffit d'examiner des bassins de jeunes filles, ayant de 15 à 20 ans, pour rencontrer chez elles, après distension vésicale, de petits replis qui partent latéralement de la vessie, non loin de la région inguinale et se jettent sur le détroit supérieur du bassin. Et si, par un artifice de démonstration on suit du doigt, de la partie antérieure et médiane à la région postérieure, le rebord de l'excavation, on se trouve arrêté par ces restes du repli transversal.

Ces replis transversaux varient en second lieu suivant la dilatation vésicale. Ils représentent en effet une réserve de péritoine et si, injectant lentement de l'eau par l'urèthre, on examine ce qui se passe sur la paroi postérieure de la vessie on le voit même chez l'enfant s'abaisser progressivement afin de fournir une couverture suffisante au viscère qui se dilate.

Chez le tout jeune sujet, même avec une très forte distension, on n'arrive guère à les faire disparaître sur les parties latérales de la vessie, l'organe étant encore fusiforme et ne remplissant pas, en se développant, toute l'excavation pelvienne.

Quelle est la signification de ce pli transversal vésical?

Nous nous sommes livré sur ce sujet à quelques

recherches. Ce qui nous semble évident, au premier abord, c'est qu'il correspond au point de la paroi vésicale postérieure où le péritoine est très faiblement adhérent, et que ce point de moindre adhérence est contenu entre deux régions où les connexions de la séreuse et du viscère sont plus solides, le point d'adhérence antérieure d'une part que nous avons décrit plus haut, et de l'autre le point d'adhérence postérieure qui a lieu à l'endroit où le péritoine adhère à la partie supérieure du col utérin conservant à ce niveau les attaches avec le bas-fond vésical puisque ce dernier adhère lui aussi à la partie moyenne du col.

Peut-être enfin pourrait-on donner à cette disposition du péritoine une autre signification ataviste. On sait en effet que chez un grand nombre d'animaux la vessie toute péritonéale est maintenue par un méso.

Chez la femme, le péritoine a abandonné les faces antérieure et inférieure du réservoir urinaire, mais il persiste encore supérieurement un pli qui rappelle le méso des animaux.

Telle est la description du pli transversal vésical chez la petite fille ; voyons ce qui existe chez le jeune garçon.

Et d'abord nous avons rencontré plus ou moins souvent, soit le pli falciforme de Douglas, soit ce que M. Charpy appelle les ligaments vésico-rectaux, soit les deux à la fois ; soit enfin un seul repli vésical postérieur, tel que le montre M. Testut dans une de ses figures.

Nous avons constaté, du reste, que rien n'était variable comme la situation et la direction de ces replis et c'est peut-être là un fait qui n'a guère été mis en lumière jusqu'à ce jour. Il ne suffit pas de dire que ces replis péritonéaux ne contenant aucune charpente conjonctive, élastique ou musculaire, sont différents des arcades de Douglas de la femme, il faut encore ajouter que, simples plissements du péritoine, ils siègent on peut dire un peu partout. Ils semblent surtout dépendre à notre avis de la disposition du péritoine au niveau du détroit supérieur du bassin.

On sait combien variable est cette disposition. A droite le mésentère par l'extrémité inférieure de sa racine, tantôt suit ce détroit supérieur, tantôt s'arrête sur la partie latérale droite du promontoire, tantôt, enfin plonge dans l'excavation en suivant l'uretère, ou bien encore en allant atteindre le sacrum en un point quelconque de son étendue.

Il nous a semblé que le pli vésical postérieur se continuait très fréquemment avec cette racine du mésentère et pouvait par conséquent atteindre, soit les parois de l'excavation, soit son péritoine supérieur en des points extrêmement divers.

A gauche il y a le méso-colon pelvien ; là encore on constate de grandes variétés dans la façon dont le péritoine se dispose au détroit supérieur et dans les replis qui bordent la fossette inter-sigmoïde. C'est surtout avec la paroi droite de cette fossette que se continue le pli vésical postérieur gauche. La figure XIII donne un exemple de la disposition de ce

ce repli postérieur. Mais quels que soient leur direction et leur nombre, ils sont totalement différents du
pli vésical transversal que nous avons décrit si
net chez la petite fille et que l'on rencontre également chez le jeune garçon.

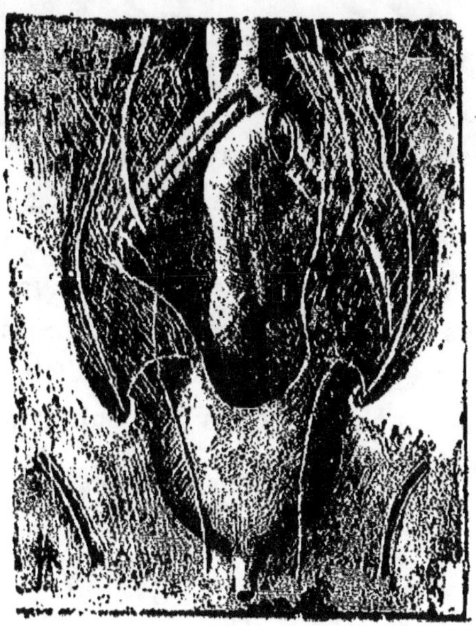

Fig. XIII

Replis vésicaux postérieurs (enfant de 6 ans).

A vrai dire, ce pli est en général un peu moins marqué dans le sexe masculin, mais chez le jeune sujet
on le rencontre presque constamment.

Il possède le même siège, les mêmes variations,
la même direction et se distingue donc nettement
des plis postérieurs par ce fait qu'il atteint le détroit
supérieur au voisinage du canal inguinal.

Peu accentué dans sa portion vésicale, il l'est bien davantage au niveau des culs-de-sac latéraux où il forme un relief d'autant plus net que la présence du ligament rond ne vient pas soulever obliquement la séreuse pelvienne.

Rapport de la vessie avec les organes voisins.

Nous serons bref sur ce sujet, en effet, nous avons examiné déjà un certain nombre de particularités dans les connexions de la vessie infantile en étudiant ici longuement les caractères si importants qu'affecte la séreuse péritonéale avec le réservoir urinaire. Nous attirerons l'attention seulement en quelques points particuliers à l'anatomie de l'enfant.

Gaînes et aponévroses.

L'aponévrose et les gaînes multiples qu'on a décrites d'une façon si complète et si complexe autour de la vessie se rencontrent exactement avec les mêmes caractères chez l'enfant que chez l'adulte et nous devrions reproduire ici la description qu'en donne Paul Delbet. Nous l'avons du reste soigneusement contrôlée, et loin d'y relever des inexactitudes nous signalerons au contraire ce fait que l'étude de connexions aussi délicates est infiniment plus facile chez l'enfant que chez l'adulte. Nous ne craignons donc pas de conseiller à tous ceux, qui désireraient rechercher par la dissection les relations des aponévroses ombilico-vésicales et sacro-recto génitales, de choisir pour sujet de leurs études un enfant.

L'absence de feutrage cellulaire surajouté, permet la dissection aisée des différents plans aponévrotiques. Nous aurons du reste à compléter par quelques détails cette description lorsque nous traiterons les rapports postérieurs de la vessie.

Face antérieure de la vessie.

Nous connaissons déjà les rapports du cul-de-sac pré-vésical, nous n'insisterons pas sur la paroi cutanéo-musculaire. Bornons-nous à constater que le système aponévrotique antérieur se présente chez l'enfant avec plus de netteté encore que chez l'adulte; mais que ces différents plans fibreux loin d'être séparés les uns des autres par une accumulation de tissu cellulaire sont, au contraire, fréquemment au contact.

Chez l'enfant en effet il existe d'une façon très rudimentaire comme chez l'adulte un *cavum supra-pubicum*, contenu entre le feuillet postérieur de la gaîne du droit et ce muscle même.

Car la symphyse pubienne se trouvant faiblement inclinée ce feuillet passe presque directement de la face postérieure de la symphyse sur le muscle. C'est à peine si ce cavum supra-pubicum se trouve rempli de quelques pelotons adipeux. En arrière, se trouve l'espace pré-vésical, situé entre le feuillet

postérieur et la gaîne du droit et l'aponévrose ombilico-vésicale.

Cet espace pré-vésical, si important au point de
vue chirurgical et pathologique, est minime chez l'enfant. La vessie est accolée à la symphyse pubienne,
comme nous l'avons montré à propos de sa forme
par les moulages publiés plus haut.

Cet espace existe cependant, on y rencontre une
lame de tissu adipeux assez molle et diffluente et
qui se continue avec le tissu sous-péritonéal voisin.
Au-dessous du bord inférieur de la symphyse la
vessie de l'enfant à partir d'un certain âge se met en
contact dans une notable partie de son étendue avec
la face postérieure de la symphyse. C'est la partie
inférieure de la cavité de Retzius.

Nous savons déjà que lorsque la vessie se dilate,
elle vient chez l'enfant, tout-à-fait au contact de cette
symphyse. C'est qu'en effet, à cet âge, elle n'en est
séparée que par un peu de graisse. Au-dessous de
la cavité pré-vésicale, on décrit d'habitude un plexus
veineux de Santorini et les ligaments pubo-vésicaux.
Laissons de côté, pour le moment, les rapports veineux de cette région et bornons-nous à constater
que l'espace cubique occupé plus tard par ce plexus
est extrêmement restreint chez l'enfant ; que les ligaments pubo-vésicaux existent très nets, mais qu'il
est très rare de rencontrer une lame transversale
résistante perforée comme cela est constaté chez
l'adulte.

Faces latérales.

Les faces latérales de la vessie de l'enfant beaucoup moins larges et moins développées que celles de l'adulte, possèdent les mêmes rapports généraux. Nous noterons toutefois que la vessie dans le jeune âge étant allongée verticalement, même dans la distension, ses faces restent plus éloignées des bords de l'excavation chez l'adulte et n'affectent pas avec les parois pelviennes des rapports aussi intimes qu'à cet âge.

Elles sont parcourues uniquement par les artères ombilicales plus ou moins oblitérées, et nous renvoyons sur ce point le lecteur à l'étude si complète qu'en a faite Paul Delbet dans sa thèse inaugurale.

Face postérieure.

Nous connaissons déjà la topographie des rapports de la face postérieure de la vessie de l'enfant. Nous l'avons étudiée en effet avec le cul-de-sac péritonéal postérieur. Il nous reste seulement à insister sur quelques détails complémentaires qui ont trait notamment aux rapports du bas-fond vésical chez le petit garçon.

Le triangle inter-déférentiel, constitué chez lui de la même façon que chez l'adulte, nous a semblé toutefois présenter chez le jeune sujet des différences considérables d'étendue.

Tantôt les canaux déférents se séparent à angle très aigu rétrécissant ainsi l'aire du triangle, tantôt au contraire ils s'écartent très rapidement l'un de l'au·

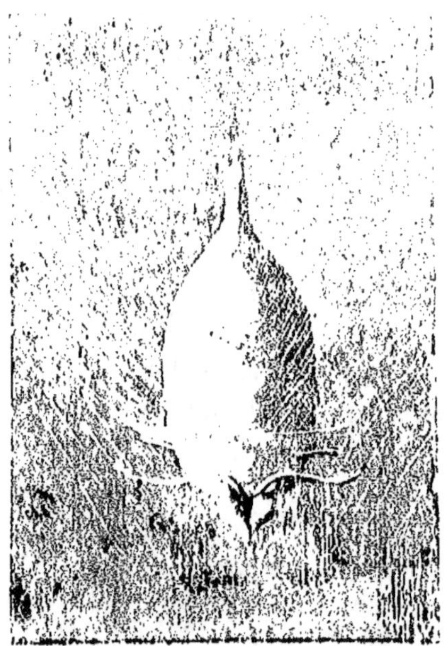

Un cas d'écartement rapide des canaux déférents.

tre. Cette variété de disposition ne nous a pas semblé être seulement en rapport avec la quantité de liquide injecté dans la vessie, mais plutôt avec les variations de forme qu'affecte le réservoir urinaire et sur lesquelles nous nous sommes étendus au début de ce travail.

Ce triangle est comblé nous le savons par l'apo·

névose prostato-péritonéale : et, chez l'enfant, où la dissection est facile on se convainct aisément que l'opinion de Paul Deblot est exacte et qu'il s'agit bien là d'une portion de l'aponévrose ombilico-vésicale.

Cette aponévrose prostato-peritonéale, étendue de la base de la prostate au péritoine, n'atteint pas cette séreuse, comme nous l'avons dejà démontré, au point de sa réfléxion, mais sur une ligne qui marque l'extrémité inférieure de la zône d'adhérence entre la séreuse et la vessie.

Latéralement, elle englobe les vésicules sémina les et les canaux déférents.

Or ces vésicules ne sont pas libres d'adhérence postérieusement : elles reçoivent au contraire des liens fibreux, expensions de la gaîne péri-rectale.

Les auteurs ont été très dévisés sur ce point de l'anatomie de l'adulte ; à savoir quel était l'organe auquel les vésicules séminales adhéraient le plus étroitement.

Nous avons déjà dit et nous répéterons que chez l'enfant cela ne peut faire de doute; c'est la vessie.

Les expansions de la gaîne péri-rectales sont très lâches et très fragiles.

Cela n'empêche que, au niveau des vésicules séminales entre la vessie et le rectum, il existe une ligne d'adhérence. Cette ligne siège des deux côtés, circonscrivant aussi une sorte de canal qui se prolonge avec ce que l'on a appelé l'espace rétro-prostatique.

Ce canal est assez étroit au niveau des vésicales, qui sont peu distantes l'une de l'autre, mais il se développe ensuite plus largement et son bas-fond atteint ainsi l'aponévrose supérieure du releveur.

C'est dans ce canal que le péritoine du cul-de-sac postérieur, après avoir abandonné la ligne d'adhérence vésicale, descend parfois comme nous l'avons dit en arrière de la vessie et peut même confiner à la face postérieure de la prostate.

Reportons-nous aux montages figurés plus haut et nous verrons ce cul-de-sac rétréci en un point, au niveau des vésicules seminales, se dilater inférieurement en arrière de la prostate. Il résulte de cette description que lorsque ce cul-de-sac descend bas, si les ciseaux ouvrent après une brèche sacrée les plans successifs en allant d'arrière en avant ils rencontrent :

1º La paroi rectale postérieure ;

2º La paroi rectale antérieure ;

3º La face postérieure du cul-de-sac péritonéal ;

4º La face antérieure de ce cul-de-sac ;

5º L'aponévrose prostato péritonéal ;

6º Enfin soit la prostate, soit la paroi vésicale postérieure.

Région inférieure de la vessie.

Nous serons bref de détails sur les rapports du col vésical. Nous les avons, en effet, étudiés déjà lorsqu'il s'est agi de définir la situation du réser-

voir urinaire chez l'enfant et nous y réviendrons à
propos de la lithotritie.

Quant au périnée, à cet âge, il se compose sché-
matiquement des mêmes organes que chez l'adulte,
mais il s'en distingue par deux caractères très particuliers : le premier, c'est le faible calibre de ses
vaisseaux ; le second, c'est le volume minime des
organes annexés à l'urèthre : bulbe, racine des corps
caverneux, glande de Cooper, etc...

C'est là un fait très important au point de vue de
la taille périnéale et que mettent aisément en lu
mière les injections vasculaires très fines de cette
région chez l'enfant.

C'est tellement vrai que l'on peut dire qu'une taille
périnéale avant la puberté se fait sans perte de sang ;
et l'on comprend comment les opérateurs ont été
aisément amenés à pratiquer dans le jeune âge cette
sorte d'intervention lorsqu'ils la comparaient aux
dangers d'hémorrhagie si considérables chez l'adulte.

Vaisseaux péri-vésicaux

L'étude des relations vasculaires de la vessie ter-
minera ces considérations anatomiques. Elle avait
une trop grande importance chirurgicale pour
qu'elle n'eut pas fait l'objet pour nous de longues et
minutieuses recherches.

Nous avons injecté un très grand nombre d'artères et de veines du petit bassin tant chez la fille que
chez le garçon.

Nous parlerons peu des artères qui beaucoup moins volumineuses chez l'enfant que chez l'adulte présentent le même nombre et le même trajet que chez lui.

Nous avons seulement noté la fréquence de la non oblitération partielle des artères ombilicales; il n'est pas rare qu'on les trouve encore libres presqu'au tiers antérieur de la vessie; il y a là un fait important à retenir au point de vue de la résection vésicale qu'un chirurgien peut être amené à pratiquer en présence d'une tumeur de ce viscère, comme on en a parfois rencontré à cet âge.

Les veines méritaient de notre part plus d'attention, elles s'injectent assez aisément a la gélatine. Nos recherches nous ont conduit aux résultats suivants.

Chez le nouveau-né, il existe très petit implexus latéral à la prostate. C'est à peine si on réussit à y injecter deux ou 3 troncs filiformes.

Le plexus de Santorihi n'existe pas et l'on rencontre au devant et au-dessus du col vésical deux petits troncs veineux ascendants qui s'épuisent vers le tiers supérieur de l'organe.

Ils s'anastomosent chemin faisant.

1° En avant et en bas, le long des ligaments pubo-vésicaux, avec quelques veines accolées à la face postérieure de la symphyse pubienne. Ce sont là des rudiments de plexus de Santorini.

2° Avec quelques veinules vésicales de la région postérieure.

3° Ils s'envoient mutuellement quelques fines anastomoses.

A 8 ans, ces veines sont plus développées ; elles ont
augmenté de calibre. Le plexus péri-prostatique est
plus net. Les deux veinules vésicales antérieures plus
volumineuses. Mais le plexus de Santorini commence peine à être nettement indiqué par la multiplicité
des anastomoses.

A 17 ans, tout est changé et la puberté, dont les
fonctions vasculaires sont importantes a amené un
développement rapide et définitif du système veineux.

Il est dès lors aussi complètement constitué chez
l'adulte et ne se modifiera plus que lorsque la stase
veineuse consécutive à la vieillesse et indépendante
du fonctionnement génital transformera du même
coup, tout le système des voies sanguines de retour
dans les différents organes pelviens.

PARTIE PATHOLOGIQUE

LES TAILLES ET LA LITHOTRITIE CHEZ L'ENFANT

CONSIDÉRATIONS GÉNÉRALES

Notre étude anatomo-physiologique nous a amené à concevoir des particularités importantes dans la vessie de l'enfant. Nous avons reconnu successivement les dimensions minimes de l'organe et des parties qui l'entourent, rendant par conséquent périlleuse une incision qui doit être aussi innocente que possible; sa situation spéciale dans l'abdomen, enfin sa grande mobilité. Or, nous savons, d'autre part, que les opérations, qui auront pour but de retirer de la cavité vésicale, soit un corps étranger, soit un calcul plus ou moins volumineux, ne sont pas rares à cette époque de la vie, et nous devons nous poser maintenant cette question : Les caractères spéciaux de la vessie de l'enfant sont-ils de nature à modifier les règles générales dans les indications opératoires qui sont actuellement à peu près définitivement fixées pour l'adulte ?

Chez ce dernier, on intervient sur la vessie de

trois façons différentes : soit par la taille périnéale, soit par la taille sus-pubienne, soit enfin par lithotritie (la litholapaxie des Anglais et des Américains).

La taille, quel qu'en soit le siège, se pratique chez l'enfant dans plusieurs circonstances. En premier lieu et le plus souvent pour calcul vésical. Parfois aussi pour cystite tuberculeuse ; enfin, pour corps étrangers de la vessie. Les observations de néoplasmes vésicaux sont rares chez l'enfant.

Nous n'avons à envisager dans ce travail que les interventions pour calcul, de quelle nature qu'elles soient. Toutefois, nous devons faire peut-être appel à des tailles pratiquées dans un but différent, si nous rencontrons, dans le manuel opératoire de ces interventions, des données qui puissent nous indiquer des renseignements utiles et applicables aux tailles en général.

Revenons maintenant aux indications générales et variées des interventions pour calcul.

INDICATIONS GÉNÉRALES D'UNE INTERVENTION.

Quelle conduite le chirurgien doit-il suivre en face de calcul vésical diagnostiqué chez l'enfant.

Nous ne citerons que pour mémoire le traitement médical ; s'il a une valeur comme préventif d'une

récidive, nous ne sommes plus au temps où l'on croyait
que les calculs se dissolvaient dans la vessie grâce
à des eaux minérales ou à une médication interne.

Or, cette pierre, dans la vessie de l'enfant, comme
dans celle de l'adulte, est une cause certaine, à plus
ou moins longue échéance, de lésions graves.

La présence de ce calcul s'accompagne, du reste
le plus souvent, de phénomènes fonctionnels intenses qui nécessitent également une prompte intervention.

Chez l'adulte, sitôt la pierre diagnostiquée, on
l'opère. Elle accuse du reste son existence par des
symptômes d'une intensité telle que le diagnostic se
pose le plus souvent d'assez bonne heure.

Chez l'enfant, au contraire, il est un fait sur lequel
beaucoup d'auteurs ont insisté, mais auquel on n'a
peut-être pas accordé encore une importance suffisante, c'est la façon sournoise avec laquelle la
pierre évolue.

Nombre de calculeux, opérés à l'âge adulte, sont
porteurs de leur affection depuis un très grand nom
bre d'années et lorsque, amenés à l'hôpital par de
phénomènes intenses qui troublent leur existence,
on les interroge sur l'époque où ont apparu les premiers sypmtômes urinaires, on est induit à reconnaître que c'est dans leur enfance qu'ils ont commencé
à être atteints de pierre vésicale.

Il y a à cela deux raisons: d'une part le calcul vésical chez l'enfant ne se manifeste le plus souvent que
par des signes d'une faible intensité, et de l'autre il

possède une symptomatologie un peu spéciale qui a pu parfois induire en erreur le médecin qui a été consulté. M. le professeur Guyon insiste souvent en effet sur la rareté des hématuries calculeuses de l'enfant et sur la bénignité relative des symptômes de cette affection à cette époque de la vie. Nous nous sommes livré à ce sujet, en dépouillant les nombreuses observations de la clinique de Necker, à un travail qui nous a paru instructif.

Sur 25 malades opérés de 18 à 30 ans, dix avaient vu débuter leur affection avant 14 ans, et les observations résumées que nous reproduisons à la fin de cette étude montrent fréquemment ce fait d'un calculeux opéré à 18 ou 20 ans et qui est porteur de phénomènes urinaires suspects depuis l'âge de 3, 5 et 7 ans.

Encore, éliminons-nous de ces symptômes vésicaux, l'incontinence d'urine si fréquente dans le jeune âge et qui nous a semblé du reste être très fréquemment noté dans les antécédents des enfants atteints de pierre.

On est frappé à la lecture de ces observations du grand nombre de jeunes calculeux ayant présenté comme seul symptôme urinaire, l'incontinence jusqu'à l'âge de 7 à 8 ans, époque à laquelle des phénomènes précis de corps étrangers se sont définitivement accusés.

Y a-t-il là un premier symptôme de l'affection, nous n'oserions l'affirmer ; mais le fait n'est pas douteux, et il suffit qu'il existe pour que dans les cas d'incontinence vésicale rebelle l'exploration vésicale soit pratiquée.

Il y aurait, en effet, un avantage considérable, comme nous le démontrerons plus loin, à opérer le plus tôt possible un calculeux ; on nous objecterait peut-être que l'âge peut être une contre-indication ; disons en passant que les statistiques que nous publierons sont là pour nous prouver que les tailles ne sont pas plus dangereuses même chez le jeune enfant que chez l'adulte. C'est là une simple constatation que nous devions faire ici, nous en rechercherons plus loin les causes en revenant longuement sur ce sujet à propos des indications de la taille.

Il serait donc à souhaiter que la pierre fut diagnostiquée de très bonne heure, que les symptômes de douleur à la miction ou à la suite de fatigue et de marche ne soient pas mis, comme nous le relèverons dans plusieurs observations, sur le compte de phénomènes nerveux, du phimosis, et que l'exploration de la vessie fut plus fréquemment pratiquée dans le jeune âge.

Trop souvent, en effet, on attend pour se décider à rechercher la pierre un phénomène à coup sûr important chez l'adulte, mais rare comme nous l'avons dit chez l'enfant : l'Hématurie.

Sur 21 observations reproduites à la fin de ce travail, et qui ont trait à des calculs ayant déjà révélé leur existence dans l'enfance, nous trouvons que l'hématurie fut absente 14 fois : dans trois cas elle n'eut lieu qu'une fois ; dans deux cas deux fois seulement, une seule observation appartenant à une petite fille relate quelques hématuries terminales.

Il y a là un enseignement précieux sur lequel on n'a peut-être pas encore suffisamment insisté.

Une semblable remarque s'applique également, quoique avec moins de netteté, aux phénomènes douloureux qui semblent ne pas toujours atteindre chez l'enfant l'intensité qu'ils possèdent le plus souvent chez l'adulte et le vieillard. Enfin n'oublions pas que si l'un des caractères de l'urinaire est de s'observer minutieusement, si cette disposition de son esprit permet aux chirurgiens de constater des symptômes encore peu précis, l'enfant au contraire se préoccupe fort peu de ses fonctions vésicales, et que les parents y prêtent également une très faible attention. C'est là une des grandes difficultés que l'on rencontre dans la recherche des antécédents sur les sujets jeunes.

Examinons donc d'abord les indications générales d'une intervention pour calcul vésical chez l'enfant, puis nous étudierons successivement les modifications apportées à cause du jeune âge au manuel opératoire de ces trois opérations telles qu'elles sont couramment appliquées chez l'adulte.

Nous verrons ensuite les résultats de chacune d'elles, et comparant enfin leur valeur nous en tirerons une conclusion générale à ce travail, c'est-à-dire les indications respectives qu'elles comportent.

Une fois le calcul diagnostiqué quelles seront les

diverses méthodes de traitement que l'on pourra employer.

MANUEL OPÉRATOIRE. — TAILLE PÉRINÉALE.

Nous n'avons pas l'intention de passer ici en revue le long historique des opérations curatives des calculs vésicaux ; qu'il nous suffise seulement d'indiquer les grandes lignes de son histoire dans ce qui intéresse la chirurgie infantile.

La première taille sus-pubienne pratiquée chez l'enfant remonte à Franco, qui en 1560 extirpa sur un sujet de 15 ans par la voie abdominale un volumineux calcul qu'il n'avait pu retirer par une incision périnéale.

Durant des siècles, jusqu'à il y a à peine 30 ans, cette voie d'intervention fut rarement pratiquée chez l'adulte, chez le vieillard et chez le jeune sujet.

Depuis 1826, Civiale préconisait la lithotritie même chez les enfants, et le domaine de ce mode d'intervention s'est considérablement accru depuis. Toutefois la taille périnéale, connue de toute antiquité, restait encore il y a quelques années la méthode de choix dans le jeune âge, et, tandis que les adultes et les vieillards bénéficiaient largement de

la taille sus-pubienne et de la lithotritie, il semblait
que cette voie inférieure donnait seule chez l'enfant
d'excellents résultats. A vrai dire ce courant d'i-
dées était créé surtout par les chirurgiens des pays
où les calculs vésicaux se présentent chez l'enfant
avec une grande fréquence, les Indes, l'Asie Mi-
neure et la Turquie.

En Europe nos maîtres, depuis Civiale, préconi-
saient déjà volontiers la lithotritie et la taille sus-pubienne.

En 1837, Ségalas adoptait la lithotritie comme opération de choix chez le jeune sujet.

En 1838, Leroy d'Etiolles en publie une observation. Guersant, après l'avoir déclarée impossible
dans sa thèse inaugurale, y revient plus tard et la
pratique couramment.

Jobert de Lamballe en 1862, s'efforce de la réha-
biliter, d'accord en cela avec Dolbeau en 1854.

Enfin, notre maître le professeur Guyon, dans
ses cliniques, s'en déclare à plusieurs reprises partisan.

Il semblait donc que c'était une cause jugée.
Mais un nouveau facteur entrait bientôt dans la discussion, et les succès de la taille sus-pubienne chez
l'adulte devaient forcément avoir leur répercussion
dans l'histoire des interventions sur la vessie de l'enfant.

Longtemps cependant on fit à cette opération le
grave reproche qu'à cet âge les tubes de Perier
modifiés par le professeur Guyon, et qui ont rendu

l'incision sus-pubienne si bénigne, étaient mal supportés par un enfant toujours indocile.

Mais cette objection tombait à son tour devant les résultats heureux de la *suture vésicale primitive*, et nous en sommes réduits aujourd'hui à un désaccord complet au sujet du choix de l'intervention chez l'enfant.

C'est cette importante question que nous allons essayer de trancher. Commençons par étudier *les tailles périnéales*.

En 1884, M. de Saint-Germain, qui prône du reste ce mode d'intervention chez l'enfant et qui s'élève vivement contre les autres méthodes, résume ainsi en quelques mots les différents moyens de pratiquer cette opération.

« *La taille bilatérale de Dupuytren* est une bonne opération. Elle présente un grand avantage, c'est que par l'incision double on peut enlever des calculs de grosse dimension. Mais elle a l'inconvénient de couper les deux canaux déférents. Avec la taille latéralisée on ne coupe qu'un seul de ces canaux.

La taille médiane bilatérale de Civiale ne diffère de celle de Dupuytren que parce que, dans le second temps, on fait avec le lithotome ce que, dans celle de Dupuytren, on fait, dans le premier temps, avec le bistouri.

La taille médiane d'Allaston me paraît dangereuse. De plus, elle doit être souvent insuffisante.

La lithotritie périnéale est inutile chez l'enfant dont les pierres sont naturellement petites. En outre, le temps qui consiste à introduire le dilatateur dans l'urèthre pourrait bien, en raison du petit volume de celui-ci, être suivi de refoulement sans dilatation du col de la vessie.

Mon avis est qu'il faut donner la préférence à la taille latéralisée qui nous ouvre une voie suffisamment grande et qui de plus ménage un des deux canaux déférents.

Entre les deux tailles bilatérales je préfère de beaucoup celle de Dupuytren. »

Quelles sont donc d'abord les particularités opératoires qui rendent en apparence si facile l'incision périnéale. Car c'est un fait que nous retrouverons noté dans une série d'observations qu'on aborde très aisément la vessie de l'enfant par ce procédé, Nous en publions une caractéristique à ce sujet. Elle a trait à un enfant de 17 mois. Elle est due à Hastin (1).

Jackson, Kaughs, Newmhan (2) vantent tous la facilité avec laquelle la taille périnéale est pratiquée chez l'enfant.

Lammonia (3) insiste également sur la simplicité de l'intervention.

Mais ce sont surtout comme nous l'avons dit les chirurgiens des Indes Anglaises qui semblent plus particulièrement attachés à ce mode opératoire.

1. H. Hastin. *Médical News*, 9 septembre 1893.
2. *British médical Journal*, 1875, page 567.
3. *Lancel*. London, 1888, page 1018.

Bainbridge (1), Ken de Canton (Chine), parlent dans le même sens.

Enfin Barling publie à ce sujet une importante statistique.

C'est qu'en effet la grande frayeur des anciens chirurgiens qui pratiquaient la taille sous-pubienne chez l'adulte était l'hémorrhagie.

Chez l'enfant elle est fort peu à craindre. Tout le monde sait combien le périnée du jeune sujet est moins vasculaire que celui de l'adulte. Les organes érecteurs du pénis qui y prennent naissance sont peu développés et les canaux artériels peu volumineux.

Ajoutez à cela que la cloison périnéale de l'enfant est assez mince, que le trajet qu'il faut parcourir, le bistouri à la main, est fort court lorsque la vessie est suffisamment dilatée —(nous rappelons ici ce fait de l'abaissement de la vessie dans le périnée lorsqu'elle se remplit la faible distance qui sépare son bas-fond de l'anus toutes choses que nous avons étudiées dans la partie anatomique de notre travail).

Il faut dire encore que cette intervention ne nécessite pas de drainage, qu'il n'est pas besoin de maintenir longtemps le sujet à un repos difficile à obtenir dans l'enfant ; qu'en un mot, comme on le répète volontiers, les jeunes taillés par la voie périnéale, dans les pays orientaux, courent dans la rue le soir même de l'intervention.

1. *British medical Journal*, 1876, page 393.

Nous verrons plus tard, à propos de la valeur de cette opération, les inconvénients qu'elle présente. Bornons-nous à signaler actuellement que, d'accord en cela avec M. Saint-Germain, la taille latéralisée semble jouir de plus de faveur que les opérations médianes ou bilatérales. Telle est du moins l'opinion de Bainbridge, chirurgien de l'établissement de Bombay, de Hanis, chirurgien de l'établissement du Bengale, de Dammonia dans l'Afganistan, de Thompson, Willurns, O'Connell, Marschall, Jackson, Andrews, du major Fregger, qui apportent à ce sujet une statistique de 165 cas.

H. Mastin se déclare au contraire partisan de la taille médiane et Ken, de Canton, qui apporte dans le débat une pratique de 7 ou 800 cas d'opérations diverses pour calculs vésicaux chez l'enfant « pratique le plus habituellement l'incision périnéale de l'urèthre et l'extraction de la pierre avec une petite paire de forceps en dilatant légèrement le col vésical. »

Nous ne nous arrêterons pas à étudier successivement la valeur relative de ces différentes tailles périnéales. C'est un fait curieux que tous ces auteurs ne reproduisent que des statistiques ayant trait au pourcentage de la guérison, et qu'aucun d'entre eux, à part M. de Saint-Germain, ne signale le danger commun de toutes les interventions par cette voie périnéale, la section d'un ou des deux canaux déférents.

Nous savons de par l'anatomie quels sont les rapports exacts de ces canaux avec la vessie pleine ou vide, nous en déduisons que la taille périnéale est une opération aveugle. Qu'il nous suffise d'avoir signalé ici le danger. Nous y reviendrons, du reste, lorsque, armé des statistiques, nous étudierons la valeur de cette voie d'intervention.

Nous n'insisterons pas davantage sur le manuel opératoire des tailles périnéales chez l'enfant : il est dans ses détails identique à celui dont on fait usage chez l'adulte.

VALEUR DE LA TAILLE PÉRINÉALE.

Cette méthode opératoire fut longtemps exclusivement employée tant chez l'adulte que chez l'enfant. Ce qui peut nous surprendre c'est que tandis que, dans ces dernières années, elle était presque complètement abandonnée chez l'adulte, elle restait au contraire en faveur chez l'enfant et qu'à l'heure actuelle encore elle est pratiquée à cet âge de préférence à toutes autres interventions par un grand nombre de chirurgiens. C'est que les statistiques sont d'accord pour reconnaître que c'est là une intervention relativement très bénigne.

C'est que surtout l'expérience a montré l'extrême simplicité de ce procédé : hémorrhagie presque nulle, rapidité d'intervention, suites des plus simples surtout, puisque un pansement est à peine nécessaire, que le petit malade se lève le jour même de l'opération, et que la fermeture complète de la fistule s'opère dans un laps de temps le plus souvent assez court.

Toutes ces considérations devaient déterminer en faveur de la taille périnéale un certain courant d'opinion. Il convient ici de discuter minutieusement la valeur réelle de cette intervention, et nous devons commencer par étudier les statistiques que nous avons pu recueillir.

Dans la statistique du chirurgien-major Harris, citée par Bainbridge et provenant du *Bengal médical Etablissement*. Le nombre des morts est de 1 sur 27.

Dans la statistique de Henry Thompson en Angleterre, le nombre des morts est 1 sur 15.

Statistique de Bainbridge (1) émanant de l'établissement médical de sa Majesté à Bombay.

LITHOTOMIE LATÉRALE.

Age	Nombre des cas	Nombre de morts	Pourcentage	Proportion
15 ans et au-dessus.	147	5	3, 4 o/o	1 sur 29

Enfin, pour en finir avec ces données statistiques nous résumerons dans un tableau général les résultats des cas de taille périnéale déjà cités, et les observations isolées que nous avons pu recueillir.

1. Bainbridge. *British Médical Journal*, 1876, p. 393.

TAILLE LATÉRALE.

Nom du Chirurgien	Date	Nombre	Age	Guérison	Mort	Pourcentage
Schmltz	1887	13	1 à 15	8	4	50 o/o
Ch. Williams	1887	335	1 à 10	314	21	7 o/0
Thompson ...	1891	850	1 à 12	811	30	4 1/2 o/o
Magan........	1890	75	1 à 12	71	4	0 o/o
Domaria......	1888	1	13 ans	Guéri	0	0 o/o
O'Cannell....	1887	1	8 ans 1/2	Guéri	0	0 o/o
Marshall.....	1870	3	2 à 10 ans	Guéri	0	o/o
Jackson.......	1889	130	1 à 15 ans	125	5	0,4 o/o
Balmbridge ..		147	1 à 15 ans	135	12	3,4 o/o
Sudens.......	1889	26	1 à 14 ans	26	2	7,9 o/o
Harbing						
Guyon........	1874 — 1896	5	3 à 17 ans	5	0	0 o/o
Freger.......	cité par Martin	105	1 à 15 ans	105	0	0 o/o
Moyenne.....	de 1874-1896	1634	1 à 17 ans	1420	75	4,58 o/o

La statistique générale de la taille latérale donne donc, d'après tous les renseignements que nous avons pu recueillir 4,58 morts o/o et le total des interventions sur lesquelles nous nous fondons représente le chiffre remarquable de 1634.

Si nous ajoutons à ce chiffre celui de la taille médiane nous arrivons au sujet des différentes tailles

. périnéales au résultat suivant : 1649 cas, 78 morts. Pourcentage 4,7 o/o.

On le voit le statistique des tailles périnéales est brillante, surtout entre les mains de certains opérateurs, tels que Th. Williams, Jackson et surtout Freyer.

Mais n'oublions pas que la statistique brutale prouve peu et que l'interprétation aussi bien que les documents complémentaires s'imposent dans des discussions de cette nature.

Keegan (1) dans son travail sur la litholapaxie émet certains doutes sur la véracité des chiffres publiés par quelques chirurgiens. Il attaque plus particulièrement les opérateurs des Indes qui donnent, il faut bien le dire, un énorme contingent dans ces tableaux comparatifs. Keegan montre quelle différence, il y a entre les résultats de la taille périnéale auxIndes et en Angleterre.

Barling n'est pas de son avis et, dans son premier travail (2). Il s'efforce de rechercher les causes de l'écart qui existe entre les deux statistiques. C'est : 1o dit-il, parce que les chirurgiens des Indes ont l'habitude de ces interventions si fréquentes dans leur pays; 2° peut-être parce que la race indienne résiste mieux que la nôtre.

Barling répondait d'une façon plus victorieuse à Keegan, un an après en publiant le 9 mars 1895 (3)

Keegan. *Lancet*, 27 mai 1893.

2. Barling. *British medical*, 5 mai 1894.

3. Barling, *Idem*, 9 mars 1895.

sa propre statistique qui se rapproche comme on peut s'en convaincre, en consultant notre tableau, de celle des chirurgiens indiens et donne le chiffre de 5 o/o de mortalité, la taille latérale n'entrant du reste dans ce pourcentage que pour 4,3 o/o de morts.

Nous venons de publier les résultats par rapport à la mortalité ou à la guérison, mais une autre question se pose. Comment s'est effectuée la guérison ?

Or, si l'on recherche parmi un certain nombre d'observations publiées, si l'on consulte les statistiques citées par Barling, on ne tarde pas à s'apercevoir qu'il n'est pas précisément rare de rencontrer des tailles périnéales qui n'ont pu donner passage à de volumineux calculs et que l'on a été obligé de terminer par la cystotomie sus-pubienne. Barling en indique un cas. Nous publions nous-même à la fin de ce travail deux observations, dues à la clinique de Necker, dans la première l'on fit la taille sus-pubienne après deux essais infructueux de taille périnéale, dans la seconde pour abcès périnéaux avec issues de fragments de pierre après taille périnéale déjà ancienne.

Enfin et surtout, les différents auteurs, qui se sont occupés de cette question, semblent ne se préoccuper que très secondairement de l'accident si fréquent pour ne pas dire constant de la taille périnéale chez l'enfant la section d'un ou des deux canaux déférents.

Nous avons déjà insisté dans notre étude anatomique sur des considérations de ce genre.

Constatons seulement que pas un seul des défenseurs de la taille périnéale ne songe à mettre en doute ce danger.

Les uns n'en parlent pas, se bornant à publier des statistiques brillantes par le nombre des guéris, d'autres avouent comme M. de Saint Germain dans ses cliniques qu'ils préfèrent la taille latérale à la bilatéralisée parce que la première ne sectionne qu'un seul des canaux déférents. D'autres enfin comme le Dr Ken, de Canton (Chine) préconisent la taille uréthrale « incisent les derniers centimètres de l'urèthre et font passer par cette boutonnière le lithotriteur. » Il n'est pas difficile de concevoir que, dans ce procédé, l'orifice ou le trajet des canaux éjaculateurs doit avoir de grandes chances pour être oblitéré au moment de la cicatrisation, et il suffit d'avoir examiné la face postérieure de la région prostatique de l'urèthre chez un enfant pour s'assurer qu'une section n'étant jamais mathématiquement médiane doit presque toujours atteindre l'un des canaux éjaculateurs et qu'il suffit à cette section d'être un peu oblique pour léser l'autre dans une portion de son trajet prostatique.

M. Legueu a bien raison de qualifier la taille périnéale de l'enfant d'intervention aveugle. Nous avons eu l'occasion de faire grâce à de délicates injections à la gélatine des moulages de vessie à demi remplie et de canaux déférents. On sait que la gélatine prend aisément les contours des organes où elle pénètre. Nous avons pu ainsi montrer que les ca-

naux déférents avant leur entrée dans la prostate
étaient chez les jeunes sujets fréquemment flexueux
et que, lorsque le réservoir urinaire grâce à une réplétion considérable ne faisait pas notablement
grandir l'angle qui les séparait, ces canaux afférents
cheminaient parfois côte à côte dans une certaine
partie de leur trajet. On ne peut donc jamais être
assuré, sauf dans la taille latérale, de n'avoir sec-
tionné qu'un seul canal déférent.

Nous n'insisterons pas ici sur les conséquences
de l'accident de la section d'un canal déférent ; les
rapports qui existent entre le libre calibre de ce canal, la conservation du volume de la glande testiculaire après avoir fait l'objet de nombreuses discussions contradictoires, sont plus nettement définis
aujourd'hui que les expériences de cette nature se
sont multipliées afin de poursuivre la thérapeutique
de l'hypertrophie prostatique. Nous nous bornerons
seulement à constater que la section du canal sémi-
nal a lieu dans la taille de l'enfant avant la puberté
et que les auteurs sont d'accord pour reconnaître
que cette section pratiquée à cet âge entraîne presque fatalement l'atrophie testiculaire.

Nous avons dit que les suites de la taille périnéale chez l'enfant étaient très favorables et très bé-
nignes ; nous savons que c'est là une des raisons
qui la recommandent aux chirurgiens.

Il ne faudrait pas toutefois trop généraliser cette
règle : la taille périnéale possède deux ordres d'ac-

cidents consécutifs : 1° des accidents immédiats, 2° des accidents éloignés.

Les premiers sont très rares, ce sont : l'hémorrhagie, les déchirures étendues de la vessie, l'infiltration d'urine, l'infection vésicale et ascendante, enfin la péritonite qu'on s'explique mieux depuis qu'on a recherché minutieusement quels étaient d'une façon exacte les rapports entre le cul-de-sac péritonéal rétro-vésical et la face postérieure de la vessie (V. notre étude anatomique).

Mais la taille périnéale suscite parfois à longue échéance des accidents d'une autre nature. C'est d'abord la persistance de la fistule. Le fait est très rare. Mais ce qui est plus fréquent c'est la possibilité d'existence de trajets fistuleux incomplets dans lesquels pénètrent des parcelles de pierre et qui sont pour l'avenir l'annonce de nouveaux trajets fistuleux avec ouverture périnéale. On aboutit ainsi à ces sortes d'inflammations chroniques du périnée traversé d'orifices multiples, périnée en écumoire. Nous citons un cas de cette nature dans nos observations personnelles ; mais ils étaient bien connus des anciens auteurs.

Avant d'entrer dans la description des particularités de la lithotritie chez les enfants, il convient de dire quelques mots sur l'histoire de cette intervention appliquée à cet âge de la vie.

Dès son apparition elle fut considérée comme applicable aux calculs de l'enfant. Civiale, qui fut l'un des principaux propagateurs de cette méthode, le proclame formellement en 1826, et invente des instruments spéciaux dans ce but; il consacre dans son traité de la lithotritie tout un chapitre à cette opération chez les enfants. Mais l'opinion de Civiale fut longtemps considérée comme une hardiesse, et l'est encore aujourd'hui par un certain nombre de chirurgiens.

Ségalas, dix ans après, publiait trois cas de lithotritie suivis de succès chez l'enfant et déclarait que cette intervention était applicable à tous les âges.

En 1838, Leroy (d'Etiolles), pratique la lithotritie chez l'enfant. Gersant, s'en déclare d'abord l'ennemi au-dessous de cinq ans, puis revient plus tard sur cette opinion et la pratique couramment désormais.

Il faut dire que le principal obstacle qui arrêtait les opérateurs de cette époque, était l'imperfection de leurs instruments. Les lithotriteurs étaient, ou bien de trop gros calibre pour traverser l'urèthre étroit de l'enfant, ou n'offraient pas une solidité suffisante, ou présentaient des mors trop courts pour broyer de volumineux calculs; mais il faut dire surtout qu'à cette époque, on pratiquait la lithotritie en plusieurs séances et que ce n'est que depuis une vingtaine d'années, grâce à la modification si préconisée dans le manuel opératoire de M. le professeur Guyon que la lithotritie est une intervention rapide. Ainsi employée, aujourd'hui avec anesthésie chloroformique la lithotritie en une seule séance, suivie de l'évacuation immédiate des débris par l'aspiration, devient une intervention facile chez l'enfant. Ajoutons enfin, que la construction des instruments a subi d'importants perfectionnements, qu'on peut se fier maintenant à leur solidité : les lithotriteurs français sont, quel que soit leur calibre, soigneusement essayés à l'avance et mettent à l'abri soit d'une cassure, soit d'une torsion dangereuse au cours de l'intervention comme cela est arrivé parfois à l'étranger. Les lithotriteurs de l'enfant sont exactements construits comme ceux de l'adulte. Ils ont des calibres très variables et suivent la même échelle. Ils possèdent des mors fenêtrés ou pleins; chez l'enfant, à l'exemple d'Alexandrow, chirurgien de l'hôpital

Sainte-Olga à Moscou, on se sert de préférence du lithotriteur fenêtré. Il faut toutefois faire au sujet de ces instruments une remarque très importante, qu'au fur et à mesure que le calibre du manche diminue, la longueur des mors décroît par raison de solidité, et nous verrons plus tard que c'est là l'une des causes de l'infériorité relative de la lithotritie dans le jeune âge, le faible calibre de l'urèthre ne permettant que l'introduction d'un lithotriteur qui ne peut saisir dans ses mors de longueur restreinte les pierres arrondies de gros diamètre.

On voit par là qu'on aura avantage à se servir en général de l'instrument ayant le plus fort calibre, et par conséquent les plus longs mors.

Alexandrow utilise pourtant de préférence le plus petit calibre de lithotriteur, c'est-à-dire le n° 14 de la filière Charrière. Nous avouons ne pas connaître la raison de cette préférence; tout semble, au contraire, inviter le chirurgien à se servir du lithotriteur le plus volumineux possible ; pour cela faire il est nécessaire d'avoir quelques indications précises sur la largeur du bec et sur le calibre de l'instrument qui sont applicables aux différents âges. Commençons par étudier l'urèthre du jeune garçon.

L'urèthre de l'enfant possède la même structure générale et la même conformation que celui de l'adulte ; on peut donc également le diviser en une région mobile et une région fixe. Il présente dans chacune de ces parties certaines particularités sur lesquelles nous devons insister.

Au point de vue de la longueur des différentes régions de l'urèthre, nous noterons d'abord que la portion pénienne est beaucoup moins étendue chez le jeune sujet ; non seulement elle n'atteint pas sa dimension normale à la puberté, mais encore les anatomistes sont d'accord pour ne la considérer comme définitivement développée qu'à l'âge de 20 ou 22 ans.

La portion prostatique de l'enfant est également de très minime étendue. « Elle n'existe pour ainsi dire pas au point de vue du cathétérisme », dit M. Guyon et c'est là, soit dit en passant, une des plus importantes différences que l'on remarque entre l'urèthre du jeune sujet et celui de l'adulte, surtout du vieillard. Quant à son calibre qui doit nous intéresser le plus vivement ici, il convient de le considérer physiologiquement d'abord. Nous avons fait dans ce but un grand nombre de moulages à la gélatine ; et nous sommes parvenus aux résultats suivants : 1º Chez l'enfant la portion la plus rétrécie est le méat ; 2º la fosse naviculaire est nettement accusée à partir de 5 ans, mais reconnaissable dès la naissance ; 3º le cul-de-sac du bulbe existe mais très peu développé ; 4º la portion prostatique est courte peu dilatée, rétrécie souvent même et divisée en deux par le véru-montanum.

Il résulte de ces recherches que le principal obstacle au cathétérisme c'est le méat. C'est un obstacle bien aisé à franchir, il suffit de l'inciser grâce à l'instrument construit dans ce but. Nous disons même qu'il ne faut pas hésiter à faire cette incision sitôt que le lithotriteur que l'on a choisi en rapport avec l'âge du sujet ne peut pas aisément le franchir. Quel est donc pratiquement le diamètre du bec du lithotriteur qui convient aux différents âges.

De 0 à 2 ans	largeur 4 mill.	épaisseur 3 mill.
De 2 à 3 ans	largeur 5 mill.	épaisseur 4 mill.
De 3 à 4 ans	id. —	id.
De 4 à 5 ans	largeur 5 mill. 1/2	épaisseur 5 mill.
De 5 à 7 ans	largeur 6 mill.	épaisseur 5 mil.
De 7 à 10 ans	largeur 6 mill.	épaissenr 5 mill. 1/2
De 10 à 15 ans	largeur 7 mill.	épaisseur 6 mill.

Ces résultats ont été naturellement obtenus sur le cadavre. Ils ne représentent qu'une moyenne. On peut leur faire un reproche important : par suite de la rigidité cadavérique, la dilatation du canal uréthral est à coup sûr plus faible que chez le vivant. Rappelons enfin que le méat a été constamment incisé, lorsque cette petite opération nous a semblé nécessaire.

On le voit, du reste, nos résultats se rapprochent de ceux publiés depuis longtemps déjà dans le *Dictionnaire de Jaccoud* (art. *lithotritie*) par Demarquay et A. Cousin et que nous reproduisons en note (1).

1. De 2 à 4 ans : largeur 5 mill. ; épaisseur 4 millim.
De 6 à 10 ans : largeur 6 mill. ; épaisseur 5 millim.
De 6 à 5 a s : largeur 5 à 7 millim. ; épaisseur 5 à 6 millim.

Quelle est l'importance de ces données anatomiques sur le calibre de l'urèthre de l'enfant.

Elles suffisent à nous convaincre que l'on peut, le plus souvent, aisément introduire un lithotriteur de bon calibre. A partir de 12 ou 13 ans, le n° 1 pénètre assez aisément dans l'urèthre du jeune garçon, et l'on comprend combien alors l'intervention est facile.

Un certain nombre d'auteurs, Demarquay, Cousin et de Saint-Germain, préconisent encore une manœuvre préalable qui est la dilatation de l'urèthre. M. de Saint Germain, paraît-il, est même arrivé par ce moyen à d'excellents résultats, nous devons avouer toutefois que si chez l'enfant les accidents du cathétérisme sont moins fréquents que chez l'adulte, cette mesure préliminaire nous semble quelque peu dangereuse et inutile, surtout lorsqu'il s'agit d'une intervention qui n'a sa raison d'être que si elle diminue encore le très faible nombre des cas de morts imputés à la taille. On a beaucoup parlé de la position à donner au sujet.

Nous devons rappeler ici, pour mémoire seulement, l'étude qu'a faite Reliquet de la position du col de la vessie chez l'enfant, et sur laquelle nous avons longuement insiste déjà dans la partie anatomique de ce travail. Nous savons que Reliquet a montré que pendant toute la durée du développement de l'individu le col vésical correspondait successivement de haut en bas aux différentes hauteurs de la face postérieure du pubis. D'où cette déduction importante, plus le sujet est jeune, plus le col est haut et plus le siège du petit malade doit être soulevé exactement, dit Reliquet, comme s'il s'agissait d'un vieillard à grosse prostate.

Nous savons encore que chez l'enfant, avant 15 ans, on ne doit pas se servir du ballon de Petersen, et nous avons suffisamment insisté sur ce point dans la partie anatomique de notre travail pour ne pas y revenir ici.

Il existe l'observation d'un cas dans lequel il y eut péritonite après perforation du rectum pris pour la vessie. Du reste, ce ballon si utile chez l'adulte ne pourrait avoir d'autre effet chez l'enfant que d'abaisser la vessie après avoir déplacé sa paroi supérieure.

Toutefois, on s'accorde à considérer qu'à partir de 16 ou 17 ans, l'emploi du ballon peut être essayé.

Ajoutons que l'administration du chloroforme est nécessaire chez l'enfant, et que toutes proportions gardées, il semble utile à cet âge de pousser l'anesthésie jusqu'à la troisième période. Rappelons, en effet, à ce sujet, les précieux enseignements de notre maître, M. le professeur Guyon, au sujet de l'emploi du chloroforme dans la lithotritie de l'adulte. Il insiste souvent sur l'inutilité de faire dépasser au malade la seconde période de la chloroformisation.

La lithotritie, en effet, est une intervention peu douloureuse tant que la vessie n'est pas mise en tension. Et la plénitude relative de l'organe est un excellent baromètre de la sensibilité générale du sujet.

Presque tous les individus opérés, dans son service, de la pierre par cette méthode, conservent durant toute la durée de l'intervention une certaine connaissance et répondent aux questions qu'on leur fait, sans que l'état relatif d'anesthésie où on les met ne soit la cause de souffrances ou de mouvements.

Mais chez l'enfant, et c'est également là l'opinion du professeur Guyon, il faut tenir compte de son irritabilité plus grande et de l'état de crainte où il se trouve au moment de l'opération.

On ne pourrait donc, par une chloroformisation imparfaite, obtenir une immobilité suffisante, nécessaire du reste au succès de l'intervention. Il faut donc lui administrer le chloroforme en le poussant jusqu'à la troisième période.

Cette question nous amène à essayer d'en résoudre une autre également délicate, et qui se pose sans cesse dans la lithotritie de l'enfant : c'est la quantité de liquide qu'il faut introduire dans la vessie pour opérer aisément. Il est impossible à ce sujet de donner du reste des chiffres précis pour deux raisons : la première c'est que la capacité vésicale varie avec l'âge dans d'énormes proportions; et la seconde, c'est que pour un même âge cette capacité est souvent différente. Nous avons pu, en effet, nous en convaincre par des expériences faites, grâce au manomètre vésical de notre ami Genouville, et dont on se sert couramment à la clinique de Necker. Il faut donc suivre dans la lithotritie de l'enfant, les mêmes règles générales que dans celle de l'adulte et remplir la vessie jusqu'au moment où elle se contracte.

La quantité d'eau utile à injecter doit être recherchée avant la chloroformisation complète.

Ces indications générales étant données, l'opération se fait exactement, comme chez l'adulte en une seule séance le plus souvent.

Insistons cependant sur quelques points de détail.

Et d'abord, les calculs vésicaux dans l'enfance se logent quelquefois dans la partie supérieure de l'organe. Ils sont alors haut placés dans cette portion progressivement rétrécie du réservoir urinaire pyriforme.

Les manœuvres de cet instrument dans cette jeune vessie ne sont donc pas tout à fait identiques à celles qu'une main exercée fait chez l'adulte.

Tous les auteurs qui ont la pratique de la chose insistent sur ces faits ; le bas-fond est peu développé, et point n'est besoin le plus souvent d'y rechercher péniblement ces fragments qui s'y logent habituellement chez l'adulte.

Il est également inutile le plus souvent de se préoccuper des saillies que font les lèvres antérieures et postérieures du col absentes chez l'enfant aussi bien que du relief prostatique. Par contre, à cet âge, à cause de l'absence du bas-fond vésical où les fragments viennent souvent chez l'adulte se réunir on devra fréquemment user de cette petite manœu-

vre que préconise encore M. le professeur Guyon
et qui consiste à imprimer des petites secousses au
bassin par des chocs portant sur les parois de cette
excavation. On évitera ainsi que les calculs aillent
se loger dans l'extrémité rétrécie et toute supérieure
de la vessie où les mors incurvés du lithotriteur
auraient de la peine à pénétrer.

Ajoutons que la lithotritie dans l'enfant s'atta-
quant à des calculs d'un volume généralement restreint présente une durée moins longue que chez
l'adulte.

Nous dirons encore en terminant que chez les très
jeunes sujets surtout on ne peut se servir que d'un
lithotriteur de minime calibre et que la fragmenta-
tion doit être plus complète pour que les débris
puissent facilement progresser dans le tube évacua-
teur au moment de l'aspiration.

Ce broyement poussé à l'extrême limite est d'autant plus important que l'urèthre est chez l'enfant
d'un calibre restreint et d'une excitabilité grande.
Il faut donc prendre toutes les précautions nécessaires pour que, comme cela est parfois arrivé, des
fragments du calcul ne s'engagent ultérieurement
dans le canal uréthral et ne s'y trouvent dangereu-
sement fixés. L'opération une fois terminée on
pourra se servir de la sonde à demeure ou de cathétérisme intermittent.

Le premier de ces procédés est à coup sûr le meilleur, et nous savons déjà qu'il est parfois difficilement applicable à l'enfant. Une séance de vérifi-

cation suivra en quelques jours la séance opératoire.

VALEUR DE LA LITHOTRITIE.

Nous venons de rétracer la technique de cette intervention, il faut maintenant rechercher quelles
sont ses indications. Ce chapitre comprendra deux
parties différentes : 1° Dans quelles mesures la
lithotritie est-elle pratiquement applicable ; et
2° Quels sont les résultats fournis d'après les statistiques par cette intervention chez l'enfant.

La lithotritie est-elle toujours applicable?

Le seul obstacle à cette intervention réside dans
l'instrumentation. En effet, le calibre de l'urèthre
est minime chez l'enfant et les lithotriteurs pour
pouvoir broyer certains calculs doivent avoir un
volume suffisant. Cette question n'a guère été suffisamment étudiée par les auteurs, et c'est à peine
si l'on trouve dans l'article « lithotritie » du *Dictionnaire de Jaccoud* quelques indications reproduites à
ce sujet par Demarquay et Cousin. Rémy Roux se
borne à citer leurs conclusions dans sa thèse. Alexandrow nous dit bien de quel instrument il se sert
mais ne pose pas à cet égard de principes précis.

D'autre part, on rencontre çà et là dans les statistiques des cas où la lithotritie a été infructueuse et

où le chirurgien a dû lui substituer la taille. On le voit, cette question comporte certains développements, et nous devons d'abord nous demander quelle est la cause qui rend dans certains cas la lithotritie impossible. Nous l'avons dit c'est le canal de l'urèthre.

Mais ce serait une erreur de croire que le lithotriteur de petit calibre puisse à cause de ses faibles dimensions se briser ou se fausser comme l'avancent certains chirurgiens. Il n'existe pas un seul cas, où nos instruments français aient été cassés, et leur bonne trempe habituelle rend impossible toute déformation. Cette sécurité ne peut être obtenue qu'à la condition que la longueur des mors qui font bras de levier soit proportionnelle à la résistance du manche.

Il découle de cela cette règle toute pratique qu'on peut toujours introduire un lithotriteur, car il y en a de très solides tout en étant très fins, qu'au fur et à mesure qu'on descend dans l'échelle de la filière la longueur des mors diminue et qu'on peut être exposé à ne pas pouvoir saisir une pierre si cette dernière, volumineuse, affecte une forme arrondie, comme cela arrive du reste souvent.

La proportion qu'il faut établir est donc la relation qui existe entre le calibre de l'urèthre qui est le même que celui du plus fort lithotriteur possible et la longueur des mors du lithotriteur.

Cela revient à envisager la question à un dernier point de vue. Quel est le volume d'une pierre que les mors d'un lithotriteur donné peuvent saisir? Parmi toutes les formes qu'affectent les calculs vésicaux de l'enfant, celle qui est à coup sûr la plus défavorable à la préhension par les mors d'un lithotriteur quelconque, c'est la forme spérique. Sous peine en effet de glisser sur les parois de la sphère le lithotriteur doit la saisir dans sa plus large épaisseur. Certains calculs sphériques se placent bien entre les mors écartés, mais si la longueur de ces branches coudées n'est pas au moins égale au diamètre de la pierre, au moment de la préhension elle s'échappera d'entre les mors.

Il résulte de cet ensemble de considérations que la première contre-indication de la lithotritie chez l'enfant est l'impossibilité de saisir le calcul à cause de ses dimensions. Mais nous nous empresserons d'ajouter que la forme de ce calcul entre pour un important coefficient dans cette contre-indication. Une pierre ayant une forme cubique peut très bien être saisie même par un petit lithotriteur, et du moment que les mors de l'instrument ne sont pas exposés à déraper, le broiement peut être essayé.

On comprend dès lors combien il est difficile de prévoir à l'avance cette contre-indication de la lithotritie.

Quels sont les procédés d'investigation que nous possédons sur ce point?

En première ligne se place l'exploration métallique. On sait qu'elle rend de très grands services pour apprécier chez l'adulte, comme chez l'enfant,

les dimensions d'une pierre et qu'elle procure sur ce
point, des données qui présentent une certaine exactitude. Mais l'on sait également qu'elle ne peut guère
renseigner que sur les diamètres et qu'elle laisse l'esprit incertain sur la forme précise de la pierre C'est
à peine si l'on obtient dans ce sens quelques vagues indications. Elles ne seront pourtant pas complètement à dédaigner et de très volumineux calculs dans le tout jeune âge risqueraient, comme
nous le verrons plus loin, non point peut-être de ne
pas pouvoir être saisis entre les mors du lithotriteur,
mais d'opposer une résistance invincible à l'action
de cet instrument.

Un second procédé d'exploration quand il s'agit
de déterminer la forme et le volume d'un calcul
peut donner dans l'enfance seulement quelques renseignements. C'est le toucher rectal combiné avec
le palper abdominal. Nous avons déjà longuement
insisté sur ce signe des calculs vésicaux très facile à
obtenir chez les jeunes sujets dont la vessie appliquée contre la paroi abdominale antérieure est refoulée par le doigt introduit dans le rectum et relativement très accessible à la main explorant l'abdomen. Nous avons nous-même tenté maintes fois de
rechercher la sensation que donne alors le calcul et
nous devons dire que si elle est presque constante
jusqu'à l'âge de 10 ans, et si elle permet même de
distinguer les très gros calculs vésicaux, on ne
peut pourtant guère obtenir ainsi des renseignements
d'une grande précision.

Ur dernier mode d'appréciation est à coup sûr le plus exact, c'est l'exploration avec le lithotriteur lui-même. On peut ainsi se rendre cempte de la possibilité de saisir d'une façon solide le calcul entre les mors de l'instrument. Lorsque l'on songe que toute exploration vésicale métallique pour être facile et féconde nécessite le plus souvent chez l'enfant l'emploi de l'anesthésie, lorsque l'on réfléchit que le chloroforme à cet âge est aisé à administrer et habituellement sans dangers, on arrive facilement à se persuader quel'emploi du lithotriteur est le seul procédé rationnelpour savoir d'une façon certaine si la lithotritie est praticable.

Il nous reste à étudier une dernière contre-indication à cette opération c'est la dureté du calcul. Nous y avons déjà fait allusion tout à l'heure et nous rappellerons d'abord ici ce que nous avons dit au sujet de la construction des lithotriteurs destinés à l'enfant : la longueur des mors diminue proportionnellement au calibre de l'instrument. C'est affaire de solidité. Or il est bien évident que des mors peu longs, présentent une force moindre que de longs mors puisqu'ils forment bras de levier. De même l'autre bras de levier où s'applique la force et la vis tournante dont le volume et par conséquent la puissance sont plus faibles dans les petits lithotriteurs c'est ce qui nous explique pourquoi nous avons rencontré certaines observations de tailles faites après effets infructueux de lithotritie ; le calcul était trop dur pour être broyé par un instrument tel que le permettait le calibre de l'urèthre.

En dehors de ces contre-indications, la lithotritie chez l'enfant n'est pas plus dangereuse et peut-être moins que chez celle de l'adulte.

Il reste donc à savoir la fréquence des cas où elle est inapplicable. A vrai dire, ces cas sont très rares, et c'est à peine si nous en trouvons signalés deux ou trois dans le grand nombre des observations que nous mentionnons et qui s'élèvent à plus d'un millier. Du reste, si cette intervention était de pratique courante en France, on n'aurait pas l'idée de lui reprocher, comme on le sait trop souvent de si faibles chancs d'insuccés.

C'est pour cela qu'à l'étranger notamment, elle est entrée dans les habitudes chirurgicales et les statistiques anglaises et indiennes nous en montrent les très remarquables résultats.

Nous publions une statistique générale des lithotrities tant en France qu'à l'étranger et qui représentent un total de 1.062 cas.

Statistique de Lithotritie.

	Date	Nombre	Age	Sexe	Guérison	Mort	Pourcentage
Schmitz... ...	1887	18	0 — 15	Masculin	5	2	
Morgan.......	1890	11	0 — 12	Masculin	10	1	
Bilton.........	1889	1	3 ans	Masculin	1	0	
Bollard..... ..	1889	1	2 ans et 5 m.	Masculin	1	0	
Marshall......	1889	4	2 1/2 à 8 ans	Masculin	4	0	
Manby........	1889	2	5 et 9 ans	Masculin	2	0	
Alexandrow...	1890	32	1 — 14 ans	Masc. fém.	29	3	
O'Connell.....	1887	4	23 mois —8 1/2	Masculin	4	0	
Keegan	1881-1887	114	21 mois — 4 a.	Masculin	111	3	
	1893	603	1 — 15 ans	Masc. fém.	645	18	
Forbes........	1893	1	3 ans	Masculin	1	0	
Goldsmith.....	1880-87	22	3 — 11 ans	Masc. fém.	22	0	
Dennys.......	1891	13	1 — 15 ans	Masculin	13	0	
Barling.......	1888-1892	43	0 — 10 ans	Masculin	42	1	
Barling.......	1888-1892	19	10 — 15 ans	Masculin	19	0	
Freyer........	1889-1890	60	2 — 15 ans	Masculin	60	0	
Gimlette	1889	40	3 — 16 ans	Masc. fém.	40	0	
Cunningham...	1890	22	2 — 14 ans	Masculin.	22	0	
Folonea	1895	3	3 — 9 ans	Masculin	3	0	
	1881-1896	1062			1034	28	2,70 o/o

Cette statistique mérite quelques commentaires.
Elle nous montre d'abord combien le pourcentage
des morts est faible puisqu'il ne s'élève qu'à 2,70 o/o.
Nous aurons bientôt à comparer ce résultat avec
ceux des différentes tailles. Bornons-nous pour le mo-

ment à faire remarquer qu'ils sont meilleurs à n'en pas douter que ceux obtenus par la lithotritie chez l'adulte. Les raisons de cette supériorité nous sont déjà connues et, dans plusieurs chapitres de ce travail, nous avons insisté sur la rareté de l'infection vésicale chez l'enfant.

A cet âge, en effet, le cathétérisme qui est la grande cause d'une introduction microbienne dans la vessie est rarement employée, soit que les troubles occasionnés par les calculs nécessitent plus rarement cette manœuvre, soit que les autres causes de cathétérisme se présentent moins fréquemment, l'enfant étant en âge où le rétrécissement est exceptionnel et où l'hypertrophie prostatique n'existe pas.

Il suffit du reste de se reporter à ce sujet aux observations inédites que nous publions plus loin pour se persuader que habituellement, chez le jeune sujet, les calculs habitent une vessie non infectée.

Ajoutons enfin que la vessie de l'enfant, dépourvue de colonnes, de bas-fond et de logettes, est aisée à laver et à désinfecter. Du reste, dans toute étude de statistiques, ne faut-il pas tenir compte largement de l'opérateur. Quelques-uns des chiffres que nous donnons sont extraordinairement probants ; c'est ainsi que Barling n'a qu'une mort sur 62 cas ; que Freyer n'en a pas une seule sur 60 cas, et que Gimlette a également réussi dans les 40 cas publiés par lui.

Nous dirons enfin, quitte à revenir tout à l'heure sur ce point plus délicat, que les cas ne sont plus rares où la lithotritie a réussi dans les toutes premières années de la vie. C'est ainsi que nous relevons 15 cas de succès, dans lesquels l'opéré n'avait pas dépassé 3 ans.

Une dernière question reste à élucider pour se rendre un compte exact de la valeur de la lithotritie, c'est la fréquence des récidives.

On sait que les calculs vésicaux sont sujets à réapparaître, soit après la taille, soit après la lithotritie. Malheureusement, les auteurs qui se sont occupés de cette question ne font aucune allusion à la fréquence des récidives après la lithotritie. Nous avons relevé deux cas de tailles faites pour calcul, ayant apparu chez des sujets où la lithotritie avait été déjà pratiquée.

Mais ce sont là des faits trop peu nombreux pour nous permettre d'en tirer une conclusion, et nous dirons toutefois volontiers que rien ne fait supposer que la récidive soit plus fréquente chez l'enfant que chez l'adulte. L'intervention est chez le premier plus facile, elle peut être aisément aussi complète, sinon davantage, et à cet âge, la diathèse urique atteint généralement moins profondément l'organisme qu'à une époque plus avancée de la vie.

VALEUR DE LA TAILLE SUS-PUBIENNE

En étudiant l'histoire de cette taille haute, nous avons vu qu'elle était toute moderne au moins quant à son application fréquente. Nous avons montré que peu à peu elle remplaçait la taille périnéale et que cette réaction parfois peut-être un peu violente lui assurait dès à présent une place primordiale parmi les interventions vésicales. Nous avons dit aussi qu'une modification toute récente et pleine de promesses pour l'avenir venait d'en faire une intervention plus parfaite, plus idéale en quelque sorte grâce à la *suture primitive*.

L'évolution qui portait les chirurgiens vers la taille hypogastrique chez l'adulte devait aussi se faire sentir dans l'esprit de ceux qui opéraient sur les enfants. Mais nous savons cependant, que la taille périnéale continue encore à tenir une place prépondérante à cet âge au moins si l'on s'en rapporte aux statistiques étrangères. Voyons donc d'après les faits quelle est intrinsèquement la valeur de cette taille sus-pubienne, examinons-là successivement sans suture primitive, c'est-à-dire avec suture incomplète de l'organe et application du tube siphon, puis avec suture primitive; et essayons de tirer de la comparaison de ces deux procédés opératoires une notion précise qui nous permette de déterminer quelle est l'intervention de choix.

VALEUR DE LA TAILLE SUS-PUBIENNE SANS SUTURE PRIMITIVE.

Il y a déjà longtemps qu'au congrès de chirurgie de 1886, Gross, de Nancy, insistait longuement sur les bons résultats de la taille sus-pubienne chez l'enfant et apportait à l'appui de son dire des statistiques convaincantes. Depuis lors, un grand nombre d'opérateurs se sont lancés dans cette voie. Nous avons pu réunir 522 cas de taille hypogastrique pratiquée entre 0 et 15 ans, dont 431 sans suture vésicale et 91 avec suture. Nous en reproduisons la statistique dans le tableau ci-contre.

Interprétons maintenant cette statistique. Le pourcentage de la taille hypogastrique sans suture vésicale nous donne 6 o/o de morts. Il est donc, on le voit, relativement peu élevé. Mais si nous examinons l'époque de ces interventions multiples, nous voyons qu'au fur et à mesure que l'on considère des statistiques plus récentes les résultats s'améliorent progressivement, soit que le manuel opératoire se perfectionne, soit que les mesures antiseptiques soient plus strictement appliquées, si bien que, tandis que la statistique publiée par Gross en 1886 donnait encore

22 à 23 o/o de mort. Celle recueillie depuis cette époque n'atteint que 6 à 7 o/o. L'écart est, on le voit, considérable, et les chiffres sur lesquels nous nous fondons, représentent cependant plus de 200 cas.

Allons même plus loin et recherchons quels sont dans ces dernières années les résultats de cette taille depuis cinq ans par exemple. Nous voyons que la statistique devient encore plus favorable, et que, notamment entre les mains d'opérateurs habitués à cette intervention, elle s'abaisse au chiffre de 3 o/o Il suffit de jeter les yeux sur notre tableau qui est classé par années pour se pénétrer des progrès que fait depuis quelque temps la taille sus-pubienne chez l'enfant. Aussi ne craindrons-nous pas d'affirmer que c'est vraiment dans l'enseignement de ces faits récents qu'il faudra chercher une indication précise, c'est lui qui peut aujourd'hui décider le plus rationnellement le chirurgien à employer tel ou tel procédé.

Comparons maintenant au point de vue de la mortalité les résultats des interventions faites sans suture primitive de la vessie ou avec suture de la vessie.

Statistique pour la taille hypogastrique avec ou sans suture

Nom du chirurgien	Date	Nombre	Age	Mâle	Femelle	Guérison	Mort	Mortalité
Hue............	1892	1	13 ans		f.	guério		
Buckston......	1890	1	3 ans	m.		guéri		
Parker.........	1887	1	3 ans	m.		guéri		
Page...........	1889	1	?	m.		guéri		
Guyon.........	1887	7	3 — 15 ans	m.	f.	7 guér.		
Gross..........	1886	307	1 à 15 ans	m.	f.	244		m. 122,88 p. o/o f. 126, 46 p. o/o
Bond..........	1888	1	10 ans	m.		guéri		
Rol...........	1887	1	13 ans	m.		guéri		
Page..........	1888	1	6 ans	m.		guéri		
»	»	15	15 ans	m.		guéri		
Bilton et Pollard	1889	1	7 ans	m.		guér		
»	»	1	5 ans	m.		guéri	2 morts	
Morgan........	1890	15	12 ans	m.		13 guér.	2 morts	14 o/o
Sykes.........	1888	1	ans	m.		gueri		
Owen.........	1888	1	2 ans 1/?	m.		guéri		
Walhsham....	1889	1	13 ans	m.		guéri		
Clegg.........	1892	1	?	m.		guéri		
Walker........	1887	3	3, 4, 8 ans	m.		3 guer.		
Calbiouzis.....	1890	4	3 1/2 à 4 1/2	m.		4 guér.		
Phelip.........	1892	1				1	0	
Th. de Rémy..	1893	4				4	0	
Bell	1892	1				1	0	
Rafln.........	1893	1				1	0	
Buckston......	1894	1				1	0	
Balmy	1893 1894	69 7				57 1	12 1	

Statistique de la Taille Hypogastrique avec suture vésicale

Nom du Chirurgien	Date	Nombre	Age	Sexe	Guérison	Mort	Mortalité
Phélip	1894	1	7 ans	M.	Guéri	0	
Rafin		1	8 ans	M.	Guéri	0	
Schmitz	1887	55	1 à 14 ans	M. et F.	41 guér.	8 morts	14 o/o
Alexandrow...	1891	24	1 à 15 ans	M.	24 guér.	0	
Legueu	1891	12	1 à 14 ans	M.	12 guér.	0	
Payré	1892	1			Guéri	0	
Guyon	1896	2			Guéris	0	
Bell	1894	1		M.	Guéri	0	
Barling	1890-1893	69	1 à 15 ans	M. et F.	57 guér.	12 morts	
Barling	1893	7	1 à 15 ans	M. et F.	6 guéris.	1 mort	

VALEUR DE LA TAILLE SUS-PUBIENNE AVEC SUTURE PRIMITIVE.

Nous voyons d'abord en comparant les deux tableaux ci-contre que les statistiques donnent à peu de choses près le même pourcentage de guérisons.

C'est là un fait très remarquable que nous nous plaisons à mettre en lumière parce que chez l'adulte, les choses se passent différemment, et les résultat de la suture primitive à cet étage et surtout dans la vieillesse, sont loin d'être arrivés encore à cette perfection.

Nous n'avons pas à entrer dans de longs détails sur ce point, constatons seulement que lorsqu'une suture vésicale chez l'adulte ne réussit pas, elle s'accompagne le plus souvent d'accidents graves : phlegmons, infiltrations d'urine septique, et que si la mort ne s'ensuit pas à brève échéance, c'est que on s'empresse de désunir les surfaces et que l'on substitue pour ainsi dire une taille ouverte à une suture fermée. Mais ce n'a pas été sans faire courir aux malades certains dangers et les cas ne sont plus rares où l'intervention secondaire de la désunion ne suffit pas à arrêter la marche envahissante de l'infection.

Loin de nous, du reste, la pensée de critiquer toute tentative de ce genre chez l'adulte et le vieillard,

Il est certains cas où semblable intervention se trouve parfaitement indiquée, et s'accompagne de très grandes chances de succès. Il n'entre pas dans le sujet de cette thèse de les examiner; nous avons seulement voulu bien montrer la différence qui existe sur ce point entre l'adulte et l'enfant.

Chez l'enfant, en effet (et nous donnerons plus loin d'amples détails sur ce point), il est bien rare que lors même que la suture vésicale n'est pas hermétique, des phénomènes graves s'ensuivent.

Voilà donc un point acquis et, sans pousser à l'extrême cet aphorisme, nous dirions volontiers que pour un chirurgien exercé et attentif :

La suture vésicale complète n'expose pas à plus de dangers que la taille haute ouverte.

Il nous faut rechercher maintenant les causes de ces faits. La première de toute vient de la difficulté de maintenir en place les tubes siphons chez le jeune enfant. C'est à coup sûr l'une des raisons qui élèvent le chiffre des décès dans les cas de taille sus-pubienne de l'enfant. Et, comme la suture vésicale primitive conserve sa valeur pronostique, en dépit de cette cause de décès de la taille ouverte, il s'ensuit que la nécessité des tubes siphons dans les tailles hautes ouvertes, est pour ces dernières une infériorité manifeste.

La seconde raison qui diminue les dangers de la suture vésicale chez l'enfant, c'est que d'après nombre d'auteurs, l'urine à cet âge présente un degré bien moindre d'infection. Presque tous ceux qui se

sont occupés de cette question, répètent cette assertion, Alexandrow s'en déclare nettement partisan,
et s'étend longuement sur l'importance de cette
considération. Cette opinion n'est cependant pas
acceptée par M. Legueu, qui cite plusieurs observations de vessies infantiles nettement infectées et
réunies par première intention.

Il est très difficile de prendre parti au milieu de
cette divergeance de vues, nous manquons, en effet,
d'expériences précises de laboratoire et la virulence
des urines infantiles comparée à celle des urines de
l'adulte et du vieillard, n'a pas donné lieu encore,
croyons-nous, à des recherches étendues. Il faut
toutefois dire que dans un certain nombre de cas de
calculs vésicaux, nous avons rencontré chez l'enfant, des urines non infectées, et que les individus
en bas-âge, n'ayant pas encore de passé urinaire,
ont le plus souvent des vessies saines, ce qui du
reste, est en corrélation avec la nature et la com-
position chimique de leur calcul.

On invoque encore l'état des parois vésicales plus
souples, moins altérées, moins enflammées chez
l'enfant que chez l'adulte.

Sans doute l'état de ces parois a son importance
mais il ne faudrait pas leur donner un rôle trop pré-
pondérant dans cette affaire.

Nombre de vessies à parois anciennement enflammées sont capables de se réunir dans de bonnes
conditions. Les succès récents de la suture vésicale
chez l'adulte sont là pour le prouver. Nous croyons

que l'on doit d'abord rapporter les bons résultats de
la suture chez l'enfant à la facilité bien connue avec
laquelle toute solution de continuité se cicatrise à
cet âge. La vitalité des tissus est très intense à cette
époque de la vie ; il y a suractivité de la circula-
tion sanguine, et surtout suractivité de la circula-
tion lymphatique, et l'histogenèse s'opère avec une
puissance extraordinaire.

La réunion primitive doit donc se faire chez l'enfant avec plus de facilité que chez l'adulte, et cette
plaie vésicale comme toutes les plaies de l'enfant a
plus de chances de ne pas se laisser gagner par l'infection et de se réunir primitivement.

Mais, la plaie vésicale de l'enfant a encore une
autre raison pour se réunir plus aisément que celle
de l'adulte. D'après M. Legueu, qui cite à l'appui
de son opinion celle qu'émettait, dans une clinique
inédite, M. le professeur Guyon, la véritable cause de
la réunion facilement primitive chez l'enfant est :
la *faible vascularisation* de la vessie à cet âge et
son peu de tendance aux hémorrhagies.

Nous avons déjà longuement insisté à propos des
premiers symptômes du calcul vésical chez l'enfant
sur la rareté des hématuries. Nous avons même
apporté à ce sujet une statistique précise qui montre qu'elles sont exceptionnelles et ces constatations
sont du reste d'accord avec l'opinion que M. le
professeur Guyon fonde sur sa longue pratique chirurgicale.

Ajoutons encore cependant que la conformation

de la vessie de l'enfant est peut-être pour quelque chose dans ce succès de la suture primitive.

Chez l'adulte en effet, si peu que la vessie saigne et sans pour cela qu'il se produise une véritable hématurie, le suintement de la plaie vésicale peut donner naissance à l'accumulation de sang dans le bas-fond de l'organe, à la formation de caillots qui oblitèrent la sonde à demeure. Celle-ci, agissant grâce à sa situation plus élevée que le bas-fond, non comme un siphon mais parfois peut-être comme un tube de trop plein.

Dans la vessie ovoïde de l'enfant les choses se passent différemment et la sonde enlève au fur et à mesure l'urine ou le sang qui ne peut s'accumuler au-dessous et en arrière du col vésical.

Il suffit pour se convaincre de l'importance de ces considérations de comparer les coupes congelées d'une vessie de l'adulte vide, avec son long prolongement postérieur et les coupes d'une vessie d'enfant dans le même état avec son très faible prolongement en arrière du col vésical. Cette notion du reste vient à l'appui des opinions de M. Guyon et Legueu et montre que l'obstacle fréquent des insuccès de la suture primitive chez l'adulte est due à la stagnation du sang dans la vessie et à l'oblitération de la sonde à demeure.

Mais nous n'avons pas ici qu'à étudier le résultat des statistiques des guérisons ou des morts, et à comparer leur valeur daus la taille ouverte ou la taille avec suture primitive.

Ces deux interventions en effet ont des suites dissemblables et la guérison s'y obtient au bout d'un temps différent. La durée de la guérison doit entrer en ligne de compte dans le choix de l'intervention surtout lorsque l'on parle d'une opération à pratiquer sur le jeune sujet, naturellement indocile, rebelle aux pansements, difficile à sonder, dont la santé générale supporte mal le séjour à l'hôpital. N'est-ce pas l'extrême bénignité des suites opératoires, l'inutilité d'un pansement qui sollicitent tant de chirurgiens en faveur de la taille périnéale. Comment peut guérir une suture primitive de la vessie. Elle le fait de deux façons ou par une réunion complète et de première intention ou par une réunion plus ou moins incomplète avec persistance temporaire d'un faible écoulement d'urine par la plaie abdominale.

Cette question comporte dans son étude de réelles difficultés. En effet, un grand nombre d'observations de suture vésicale mentionnent simplement le résultat final sans tenir compte des phases successives par lesquelles a passé l'évolution post-opératoire de l'affection.

Les auteurs se contentent souvent de terminer, par exemple, ainsi leurs observations, réunion immédiate, ou rapide, ou totale en dix jours.

Et si l'on consulte les observations plus complètes et plus minutieuses, on ne tarde pas à s'apercevoir que dans un grand nombre de cas il se produit vers le troisième ou quatrième jour un très faible suintement d'urine à l'extérieur. Il passe le plus souvent inaperçu, et c'est à peine si le pansement est légèrement souillé par cette urine. La personne qui fait le pansement peut souvent même ne pas avoir son attention attirée de ce côté. Les pansements de réunion immédiate sont laissés en place sept ou huit jours jusqu'au moment de l'ablation des fils, le suintément se fait par exemple du troisième au cinquième jour et disparaît ensuite ne laissant pour ainsi dire aucune trace, qu'une légère odeur urineuse. Si nous insistons sur ces détails, c'est qu'ils ont une très réelle importance et servent de base à certains auteurs pour attaquer la valeur de la suture primitive ; nous allons voir combien ce suintement chez l'enfant qui ne possède aucune cavité prévésicale est de faible importance en nous efforçant d'établir cette nouvelle statistique de la réussite et de l'échec de la suture immédiate elle-même, en ne tenant compte que des cas où les suites opératoires sont nettement indiquées.

M. Legueu nous donne à ce sujet dans sa revue générale de précieux renseignements.

Il réussit 36 cas de suture, dont 24 appartiennent à Alexandrow ; sur ces 36 cas, dans 32 il y a eu réunion primitive d'emblée.

Nous ajouterons à ces statistiques quelques faits récents. Et d'abord cinq cas que nous publions plus loin dus à la clinique de Necker. Il y a eu trois fois formation de fistule et deux fois guérison complète et immédiate.

Un cas de Payn, un cas de Raffin, un cas de Phélip (1894) où la réunion a été immédiate.

D'après ces données, il semble au premier abord que notre remarque sur la fréquence du suintement soit dénuée de fondements.

Mais il suffit de consulter avec soin les observations de ces auteurs pour se rendre compte qu'ils ne mentionnent que les fistules persistantes ou ayant donné naissance à des accidents, et ne parlent nullement du suintement temporaire ; notre maître, M. le professeur Guyon, s'en rapportant à sa longue pratique personnelle, estime au contraire que le suintement est très fréquent, passe souvent inaperçu et qu'il n'assombrit du reste nullement le pronostic. Mais il montre la nécessité de l'application d'un drain d'attente, plongeant de quelques millimètres dans le tissu pré-vésical. On l'enlevera au quatrième jour et la cicatrisation s'opérera aussi rapidement : on évitera ainsi les abcès qui doivent être mis sur le compte ou de l'absence de surveillance ou de la fermeture absolument hermétique de la paroi abdominale.

Il conviendrait donc que ce petit incident du suintement fut minutieusement noté, non pas tant peut-être au point de vue des dangers qu'il présente, que dans le but de permettre aux chirurgiens de modifier leur manuel opératoire en tenant compte de sa fréquence.

Dans une observation, que nous publions ultérieurement, il se créa derrière une suture complète de la paroi un petit abcès qui retarda la guérison définitive. L'expérience pourrait amener le chirurgien à ne jamais hésiter à placer en avant de la vessie complètement suturée un drain pré-vésical. C'est ce que Alexandrow a pratiqué dans 18 cas sur 24.

D'autres préconisent l'usage d'un petit drain d'attente qu'on enlève au deuxième ou troisième jour en réunissant les surfaces momentanément séparées par un fil préalablement placé. C'est le procédé de M. Albarran qui mérite, dit M. Legueu d'être sérieusement recommandé chez l'adulte.

En est-il de même chez l'enfant?

M. Legueu ne le croit pas. L'opportunité du drain, dit-il, dépendra seulement de l'asepsie de l'opération. A cet âge, en effet, il n'y a pas de cavité de Retzius à drainer. Nous nous permettrons seulement de faire remarquer que l'usage du drain chez l'enfant peut avoir un autre but. Celui d'assurer le libre écoulement au dehors d'un suintement d'urine que laisse parfois passer la suture de la vessie et d'empêcher ainsi la formation d'un abcès pré-vésical. Peut-être parviendra-t-on un jour, grâce à une technique de suture différente, à une fermeture parfaite de la plaie vésicale.

Il nous semble qu'à l'heure actuelle, et entre les mains d'excellents opérateurs, on ne peut guère être absolument assuré de l'herméticité, et ce serait dans ce sens que des progrès pourraient être réalisés grâce à certaines modifications du manuel opératoire. Les meilleurs procédés de suture vésicale laissent souvent sourdre un peu d'urine. Ce fait ressort des observations publiées par tous les chirurgiens.

Tels sont les avantages et les inconvénients de la suture vésicale primitive. Tirons en terminant une conclusion pratique, et comparons en quelques mots la taille ouverte et la taille fermée.

Pour un opérateur attentif, la suture vésicale primitive est préférable, nous l'avons démontré, à la taille ouverte. C'est un fait qui s'appuie sur la statistique et les résultats de cette intervention s'améliorent tous les jours.

Depuis 1892, époque à laquelle M. Legueu publiait sa revue générale, tous les faits parlent dans ce sens. Cette intervention gagnera du reste à être pratiquée plus fréquemment, son résultat rapide la recommande à tous les chirurgiens qui se trouvent en face d'un calcul vésical de l'enfant.

MANUEL OPÉRATOIRE DE LA TAILLE SUS-PUBIENNE.

Nous avons vu que la première intervention de ce genre fut pratiquée par Franco. Nous savons aussi si que c'est seulement il y a une vingtaine d'années qu'elle est entrée dans la pratique, mais qu'il fallut longtemps avant de la vulgariser et d'en faire reconnaître les excellents résultats. Le premier auteur qui à notre connaissance chercha à faire accepter la taille sus-pubienne comme l'opération de choix chez l'enfant, est le professeur Van Goudœvuer d'Uthrect. Il disait en 1879 : « chez les enfants, la lithotritie sus-pubienne doit être préférée à toute autre méthode. »

En 1883, Fleury, de Clermont-Ferrant, émettait la même opinion.

Enfin M. Charles Monod, le 14 mars de la même année, conclut dans un rapport à l'Institut de Chirurgie « *que cette méthode est excellente chez l'enfant.* »

Nous allons nous borner à étudier ici les points de détails qui différencient le manuel opératoire dont on se sert chez l'enfant de celui employé habituellement chez l'adulte, et nous allons d'abord supposer qu'elle est pratiquée comme on le fait habituellement chez l'adulte, c'est-à-dire, *sans suture vésicale complète.*

Nous n'insisterons donc point sur les soins préliminaires ni sur les instruments spéciaux destinés à cette opération.

Avant de commencer l'opération il importe de remplir convenablement la vessie. Il est évidemment impossible de donner des chiffres précis sur la quantité de liquide qu'il est nécessaire d'injecter, elle varie suivant l'âge. A 5 ou 6 ans, elle est, d'après les mensurations dont nous avons déjà parlé

dans notre étude anatomique, de 90 à 100 grammes.

Un excellent guide à ce point de vue est la sensation très nette de résistance et le son mat aisément
perçu à la percussion, dans l'exploration de la région sus-pubienne.

Un dernier renseignement est utilement procuré
par le toucher rectal combiné avec la palpation abdominale. Il donne chez l'enfant une notion très
précise de la situation exacte du sommet de la vessie.

Ce fait est noté dans plusieurs observations publiées à la suite de ce travail. Il est, on le comprend,
d'une grande importance au point de vue du diagnostic. Notre maître, M. le Dr Guyon, a fréquemment insisté sur son utilité au cours de ses leçons
cliniques.

Faut-il se servir du ballon rectal de Peterse.n
M. de Saint-Germain le préconise. Un certain nombre d'auteurs y font allusion. Nous répèterons à
ce sujet ce que nous avons eu l'occasion de dire
dans notre étude anatomique : *que non seulement
ce ballon n'est pas utile, mais qu'il est encore dangereux.*

On cite plusieurs cas d'ouverture du rectum parvenu à se mettre en contact avec la paroi. C'est,
du reste, l'opinion qu'a toujours soutenue M. le
professeur Guyon, et nous avons nous-même assisté
à une taille sus-pubienne, chez un enfant de 6 ans,

au cours de laquelle le chirurgien faillit ouvrir le rectum au lieu de la vessie.

Un procédé qui semble avoir donné de bons résultats entre les mains des chirurgiens, qui le préconisent, c'est celui du doigt introduit dans le rectum. MM. Tedenat et Forgue l'emploient fréquemment et en ont constaté souvent les avantages. Ce procédé atteint le même but que le ballon et le remplace avec avantage chez l'enfant où il est dangereux. Il consiste à faire introduire, au moment où l'opération va commencer, par un aide exercé le doigt dans le rectum, en y pénètrant de deux ou trois centimètres, jusqu'au niveau de la prostate. Cette glande, rudimentaire chez l'enfant, est assez malaisée à reconnaître, mais ce que l'on perçoit surtout aisément dans cette manœuvre c'est le pôle inférieur du globe vésical. La vessie doit être déjà distendue. Après avoir exploré cette région vésicale inférieure et, afin de s'assurer que le doigt est bien situé au-dessous du bas-fond, on imprime à ce doigt quelques mouvements d'élévation qui projettent le globe vésical contre la paroi abdominale et permettent à l'opérateur de sentir la vessie venir au contact. On est ainsi assuré que le doigt soulève le viscère. Dès lors l'aide maintient la dernière phalange du doigt en élévation afin de soulever la vessie et de la rapprocher à la paroi. Après l'incision des plans superficiels le chirurgien peut aisément atteindre ainsi le globe vésical et le ponctionner.

L'incision de la paroi abdominale se fait aisément chez l'enfant. Il faut comme le conseille le professeur Gross de Nancy avoir bien soin de tenir toujours la ligne médiane. Nous savons qu'en effet, la vessie dans le jeune âge surtout lorsqu'elle est à moitié distendue est très mobile. Une incision pratiquée latéralement pourrait conduire fort loin sur ses faces latérales et les dangers de semblables plaies vésicales surtout si elles devaient être drainées sont faciles à concevoir.

Remarquons enfin que cette incision donne peu de sang chez l'enfant; que l'hémostase est très facile à obtenir comme l'a du reste fait remarquer M. de Saint-Germain et qu'on arrive très aisémen au niveau de la couche prévésicale.

Il y a cependant dans cette incision de la paroi abdominale proprement dite chez l'enfant quelques points, spéciaux à cet âge, sur lesquels nous désirons un peu attirer l'attention.

Et d'abord, chez les tout jeunes sujets il est utile de ne pas chercher d'emblée à faire une incision qui permette le passage de volumineux calculs.

Nous savons en effet, comme le répète fréquemment M. le professeur Guyon dans ses cliniques qu'il est extrêmement difficile de se rendre compte avant l'opération des dimensions d'un calcul. Seule, l'exploration métallique beaucoup plus que l'écartement des mors du lithotriteur est capable de nous donner quelques indications à ce sujet.

Avant d'ouvrir une vessie, on ne peut donc pas savoir d'une façon absolue quel est le volume de la pierre qu'on va s'efforcer d'en extraire. Et une incision de 5 à 6 centimètres remontant jusqu'à l'ombilic pourrait ne pas être un inconvénient chez le tout jeune enfant.

Il convient donc, étant donné que le champ opératoire est limité, de ne créer d'abord qu'une incision relativement minime de 4 à 5 centimètres ; quitte à la compléter ultérieurement, lorsque par le refoulement on sera assuré de ne pas pouvoir léser le péritoine.

Parmi les couches que le bistouri traverse, nous ne rencontrerons qu'à l'état tout à fait rudimentaire, ce tissu fibreux élastique, jaunâtre et mât que les auteurs décrivent chez l'adulte sous le nom de ligament suspenseur de la verge. Enfin même chez les enfants gras la couche adipeuse ne dépasse guère un centimètre ; elle est dense, résistante et possède dans sa partie profonde des limites très précises. Il suffit d'avoir assisté quelques fois à des laparatomies chez les enfants pour savoir combien les différents plans de la paroi abdominale sont nettement tranchés.

Par contre, la ligne blanche à cet âge et dans cette région inférieure est très étroite et est souvent très difficile à reconnaître.

Au fond il importe peu qu'on l'incise, elle-même

ou que le bistouri attaque la gaîne des muscles droits. Il suffit de prendre garde à ce que l'incision inférieurement ne s'égare pas loin de la ligne médiane.

La ceinture pelvienne de l'enfant est très restreinte ; il y a peu de distance entre la ligne médiane et le canal inguinal. Et les chirurgiens qui ont souvent opéré les hernies de cette région chez l'enfant répètent fréquemment qu'en tirant un peu sur le sac on amène à soi la graisse pré-vésicale.

Nous ne dirons rien ici des muscles pyramidaux, sinon, que, lorsqu'ils existent, ils sont très nets chez l'enfant et se reconnaissent très aisément au cours de l'opération.

Lorsque l'on a, successivement incisé la paroi et les muscles droits on parvient sur le feuillet postérieur de la gaîne de ces muscles.

Aucune question n'a été plus discutée dans ces dernières années que la disposition des aponévroses et des feuillets celluleux à ce niveau. Nous dirons simplement, résumant ainsi ce que nous avons déjà décrit dans la partie anatomique de ce travail ; que chez l'enfant cette disposition est exactement la même que chez l'adulte.

Mais nous savons aussi que chez l'enfant il n'existe pas de « cavum supra pulvicum » qu'on décrit aujourd'hui chez l'adulte.

A peine trouve-t-on à ce niveau quelques petits pelotons adipeux, qui peuvent même passer inaperçus.

L'incision du feuillet postérieur de cette gaîne

nous amène donc immédiatement dans la cavité dite « de Retrius » c'est-à-dire dans cette région qui est occupée par la graisse pré-vésicale.

La zône supérieure de cette région correspond à cette portion de la vessie devant laquelle descend le cul-de-sac péritonéal.

La zône inférieure est au contraire dépourvue de péritoine.

Ce tissu adipeux pré-vésical qui obscurcit la route chez l'adulte et nécessite souvent, comme le préconise M. Guyon, la recherche de certains points de repère, est presque absente chez l'enfant au moins jusqu'à huit ou dix ans.

Et ce n'est pas là l'un des moindres caractères particuliers de la taille à cet âge, que ce fait : qu'à péine après avoir incisé le mince feuillet celluleux, qui représente à ce niveau le segment postérieur de la gaîne du muscle droit, on tombe presque immédiatement sur la paroi antéro-inférieure du réservoir urinaire, paroi doublée de l'aponévrose ombilico-vésicale faisant corps avec elle, supérieurement du péritoine accolé à la même aponévrose. Quelques tractus celluleux lâches présentant çà et là des pelotons adipeux, marquent seuls la place, comme nous l'avons dit, de cette épaisse couche pré-vésicale qui se développera à partir de l'âge de 8 ou 10 ans et qui est si épaisse chez l'adulte.

L'anatomie nous a appris également que dès la naissance les artères ombilicales sont suffisamment écartées, surtout inférieurement, de la vessie distendue pour ne pas avoir à craindre de les blesser dans une incision soigneusement médiane.

Il n'est cependant pas douteux (et nous avons vérifié bien souvent cette opinion) que chez le tout jeune sujet, avant sept ou huit mois par exemple, une blessure d'une de ces artères serait un accident assez aisé à provoquer. Chez le nourrisson la vessie remonte souvent jusqu'à l'ombilic, on peut dans une incision se rapprocher notablement de cet orifice. Or, les artères ont une direction convergente vers l'anneau ombilical, et plus l'incision se prolonge par en haut, plus les chances de les blesser augmentent. Joignez à cela la mobilité de la vessie chez l'enfant et surtout son asymétrie congénitale possible. Il faut ajouter que ces artères sont souvent très rapidement obstrués dans la région para-ombilicale.

Parvenus ainsi au contact de la paroi antérieure de la vessie il convient d'abord de la reconnaître. Là, comme chez l'adulte, c'est sous la partie inférieure de l'incision, juste au-dessus du pubis, qu'on pourra le plus aisément la toucher et tout à l'heure l'apercevoir. Mais chez l'enfant il existe un signe précieux qui permet de s'assurer qu'on est en bonne voie, c'est le toucher rectal combiné avec le toucher abdominal par la plaie.

Nous avons dit tout à l'heure le procédé qu'employèrent MM. Tédenat et Forgue afin d'accoler plus immédiatement la vessie à la paroi abdominale il faut que l'aide, qui a mis son doigt dans le rectum,

imprime à la vessie des mouvements de ballotte-
ment antéro-postérieur : ils guideront le chirurgien,
et le plus souvent même lui permettront de reconnaître le contact médiat de la vessie.

Rappelons-nous seulement que le calcul vésical
de l'enfant se tient parfois vers le sommet de l'organe que ce n'est donc pas au point précis où se
produit la sensation d'un corps dur que l'incision
doit toujours siéger, mais bien au lieu d'élection
habituel, c'est-à-dire à un ou deux travers de doigt
au-dessus de la symphise.

Quand on s'est assuré ainsi qu'on est bien en bon
chemin, il reste à écarter, d'une part ces fins tractus
celluleux, et ces quelques pelotons adipeux qui nous
séparent encore de la vessie, et de l'autre à s'assurer que le cul-de-sac péritonéal ne sera pas atteint
par l'incision.

On se débarrasse des premiers par un léger grat-
tage qui permet de parvenir aisément jusque sur la
vessie. Notons toutefois que chez l'enfant l'organe
ne nous a pas semblé présenter l'aspect brillant et
poli auquel M. le professeur Guyon attache une si
grande importance comme point de repère dans la
taille sus-pubienne de l'adulte.

Quant au refoulement du cul-de-sac péritonéal
il s'opère chez l'enfant avec une remarquable
aisance ; soit que l'aponévrose ombilico-vésicale
qu'on refoule ou déchire dans cette manœuvre ait
une faible résistance, soit que la graisse pré-vésicale
n'existe pour ainsi dire pas, soit qu'enfin il y ait peu

d'adhérence entre la séreuse et la vessie dans cette région antérieure et supérieure de l'organe.

C'est là un fait que nous avons maintes fois constaté en opérant sur le cadavre, et dont nous avons pu également nous assurer chez le vivant. On parvient même de cette façon à sentir chez les tout jeunes enfants un excellent point de repère : l'insertion de l'ouraque au sommet de la vessie qui donne au doigt la sensation d'un bouton, duquel part un cordon ascendant. Toute la face antérieure du viscère se trouvera donc ainsi entièrement dégagée de ses relations péritonéales.

Un tampon ou une compresse, placés dans la partie supérieure de la place, protègera aisément la séreuse et permettra même d'agrandir l'incision.

La ponction au bistouri qui est le premier temps de l'incision, se fera exactement sur la ligne médiane.

Bien que jusqu'à l'âge de 14 ans nous n'ayons pas besoin, comme nous l'avons montré au point de vue anatomique, de nous préoccuper des grosses veines ascendantes qui, chez l'adulte, cheminent sur la paroi antérieure de l'organe, cette incision médiane est la normale.

Il n'entre pas dans la donnée de ce travail de passer en revue ici les diverses opinions des chirurgiens sur l'utilité relative de la fixation de la vessie avant d'en pratiquer l'incision. Nous ne discuterons pas non plus la question de l'opportunité de cette fixation préliminaire, nous dirons seulement que chez l'enfant, plus encore que chez l'adulte, elle nous paraît inutile. La vessie vient aisément faire saillie à la paroi abdominale et on pourrait même la maintenir extra-pelvienne pour ainsi dire lors même qu'on l'a vidée.

A cet âge donc inutile de compliquer l'opération par cette fixation préliminaire que M. le professeur Guyon n'emploie même pas chez l'adulte.

Elle pourrait toutefois rendre un signalé sevice dans les cas où l'on désirerait attirer une notable partie de l'organe en dehors de la cavité abdominale.

L'anatomie nous a instruit déjà sur la facilité avec laquelle la vessie de l'enfant s'énucléait. La possibilité d'ouvrir une cavité parfois très infectée sans que son contenu puisse se répandre dans les tissus voisins, serait peut-être suffisante pour engager le chirurgien à tenter cette petite manifestation au manuel opératoire habitial.

La fixation des bords de la plaie vésicale se fait chez l'enfant comme chez l'adulte.

Rappelons encore que les calculs vésicaux de l'enfance habitent souvent le sommet de l'organe et que c'est là qu'il faut savoir les chercher avec de petites tenettes.

Le corps du délit a été retiré, la vessie débarrassée des parcelles de fièvre ou de ses multiples et parfois minuscules calculs, elle a été lavée soigneusement, il faut terminer l'opération. Chez l'adulte, on place le plus souvent une sonde à demeure, puis on suture les lèvres de la plaie vésicale aux lèvres de la plaie abdominale. Parfois même on tente la suture immédiate et complète de la vessie.

Etudions chez l'enfant ces différents temps de l'intervention. C'est un fait constant sur lequel bien des chirurgiens d'enfants ont insisté qui est très difficile pour ne pas dire impossible de maintenir chez les sujets de cet âge une sonde fixée par son extrémité inférieure, L'indocilité, les mouvements continuels, sont des causes fréquentes du déplacement de cette sonde.

Les jeunes enfants la retirent fréquemment eux-mêmes, enfin sa fixation est bien plus difficile chez eux que dans l'âge adulte, le peu de développement du gland, la mobilité du prépuce et l'absence de poils pubiens empêchent de se servir pour la maintenir du procédé habituel. On en est réduit à façonner un appareil avec un diachylum qui, le plus souvent glisse ou se laisse aisément arracher par le petit malade lui-même.

Je ne sache pas que jusqu'à présent on ait essayé à cet âge la sonde de Pezzer.

Nous nous sommes basés à ce sujet à quelques recherches sur le cadavre, mais les résultats, nous devons le dire, sont loin d'être concluants, le canal de l'urèthre est étroit et le col de la vessie ne présente pas la saillie circulaire qui soutient dans la vessie complètement développée la partie évasée de la sonde. Dans l'organe fusiforme, elle se déploie mal, l'orifice ne reste pas béant et elle se laisse aisément retirer.

Cette explication de la difficulté avec laquelle la sonde de Pezzer est utilisée chez l'enfant prend plus d'importance si on compare nos résultats à différents âges. Dès que l'on peut compter sur un bas fond vésical elle se maintient avec facilité et fonctionne aisément. C'est du moins ce que nous avons pu remarquer dans les expériences faites sur des adolescents de 12 à 15 ans.

Ces restrictions doivent-elles empêcher si on le juge utile, l'emploi d'une sonde à demeure ? Nous ne le pensons pas.

Nous avons seulement eu pour but de monter qu'il fallait pour s'en servir utilement exercer une surveillance minutieuse sur son bon fonctionnement. Nous devons même ajouter qu'elle semble sinon nécessaire au moins très utile. Elle est bien préférable au cathétérisme intermittent si mal supporté chez l'enfant.

MANUEL OPÉRATOIRE DE LA FIXATION A LA PAROI D'UNE VESSIE OUVERTE.

Rien de bien particulier à signaler à ce sujet; tout se passe comme chez l'adulte, nous n'insisterons que sur un seul point c'est la difficulté de maintenir en place chez l'enfant les tubes-siphons.

Tous les auteurs sont d'accord sur ce point et M. Leguen s'en préoccupe longuement dans sa communication au sixieme Congrès de chirurgie et dans sa revue générale du 14 juillet 1892. « Les enfants, dit-il, ne les tolèrent jamais ». Nous avons eu d'autre part l'occasion de constater cette *impossibilité* de l'emploi des tubes siphons chez un enfant âgé de 8 ans et auquel M. Aug. Broca, dut faire dans le service du professeur Lannelogue une taille pour cystite tuberculeuse rebelle.

C'est là l'une des grandes difficultés à la taille sus-pubienne de l'enfant pratiquée sans suture primitive.

Le seul procédé qui pourrait pallier cet inconvénient ce serait, à l'exemple de certains chirurgiens anglais, l'emploi d'un long tube de caoutchouc passant par l'urèthre et ressortant dans la plaie abdominale et dont on unirait le bout uréthral et le bout abdominal.

On pourrait au besoin, au moyen d'un lien lui accoler dans sa portion vésicale et supérieure un tube plus volumineux destiné à servir de véritable siphon. Le premier tube, long et mince, serait percé de trous au niveau de la vessie et agirait ainsi à la fois comme support du tube-siphon, comme tube-siphon lui-même et comme sonde à demeure.

Nous avons expérimenté sur un cadavre d'enfant

de quatre ans ce procédé, en remplissant la vessie par la plaie au moyen d'une seringue.

Il nous a semblé bien fonctionner, mais nous ne savons pas qu'il eut jamais été ni préconisés, ni employés sur le vivant.

Ces remarques s'adressent surtout à l'enfant : l'adolescent de 12 ou 14 ans est souvent suffisamment docile ; doit-on dès lors, agir chez lui comme chez l'adulte : sera-ce une raison pour ne pas suturer primitivement la vessie chez un opéré de cet âge ?

Délicate question, puisqu'elle revient à se demander à quelle époque de la vie, l'enfant perd ses prérogatives ?

Rappelons ici que la suture primitive est loin d'être une intervention considérée comme contre-indiquée par l'âge adulte et que son pronostic s'améliore tous les jours. D'autre part, reportons-nous à l'étude que nous avons faite plus haut des causes du succès de la réunion primitive chez l'enfant. Elles sont au nombre de trois : la tendance naturelle à la cicatrisation des solutions de continuité, la faible vascularisation de la vessie (le peu de tendances aux hémorrhagies), et enfin, l'absence de cavité prévésicale, par suite, la rareté d'une collection purulente en ce point.

A quelle époque de la vie ces particularités disparaissent-elles ?

L'adolescent possède comme l'enfant une nutrition active, mais cette nutrition se ralentit progressivement : A 15 ans, les chirurgiens d'enfants pensent qu'on peut encore compter sur une cicatrisation plus facile que chez l'adulte. La vascularisation des parois vésicales dépend du développement des organes génitaux et surtout de l'appareil érecteur. Dès la puberté (comme nous avons pu le constater au cours de nos dissections), les corps caverneux, spongieux, les plexus péri-prostatiques se montrent volumineux et le plexus pré-vésical apparaît déjà large et suffisamment développé. Il n'atteint pas à vrai dire le volume exagéré qu'il possède dans la vieillesse, lorsque la stase veineuse du petit bassin s'est fait sentir. Enfin, les hématuries commencent à être notées dans les observations.

La cavité pré-vésicale semble au contraire ne se bien développer qu'ultérieurement lorsque le bassin ura atteint ses diamètres définitifs. En un mot, durant cette période de passage, la réussite de la suture vésicale sera moins facilement obtenue que chez l'enfant. Mais les dangers de complications graves sont faibles à cet âge, où la cavité pré-vésicale est minime où les reins sont, en général, en bon état ; où l'infection ascendante est rare.

MANUEL OPÉRATOIRE DE LA SUTURE TOTALE DE LA VESSIE.

Parmi les accidents de la taille sus-pubienne avec suture partielle nous avons noté un danger qui n'existe guère que chez l'enfant et qui acquiert chez lui une gravité toute particulière : la difficulté avec laquelle il supporte les tubes siphons.

On se bute ainsi à un obstacle le plus souvent insurmontable. C'est là une des raisons qui ont amené depuis une dizaine d'années les opérateurs à pratiquer la suture totale de la vessie chez l'enfant, et à s'efforcer d'en provoquer chez lui la réunion immédiate. A vrai dire, ils furent guidés par les efforts faits dans le même but chez l'adulte, efforts qui commençaient à être couronnés de succès.

Depuis longtemps, grâce à Jobert, à Vallette, on savait qu'une plaie vésicale est susceptible de se réunir par première intention; on avait même constaté que cette réunion peut se faire malgré la présence d'une urine infectée, et M. Guyon avait déjà prononcé cet aphorisme : « La vessie ne demande qu'à se réunir. » Aussi dans ces dernières années un grand nombre de chirurgiens dirigèrent-ils leurs efforts de ce côté. Et, sans vouloir retracer ici l'historique général de la suture primitive vésicale, nous ne pouvons passer sous silence les noms des premiers opérateurs dont les interventions du reste portèrent souvent sur l'enfant.

Kraske en 1885, MM. Lucas-Championnière et Tuffier en 1888, Bazy et Pozzi en 1889, Kuster, Gibbons, Parker, et surtout Albarran qui le premier en France en 1892 pratiqua la suture complète de la vessie et de la paroi, après ablation de tumeur.

Devant le dixième congrès de chirurgie en 1892,

M. Leguen s'est efforcé de réunir des documents à
ce sujet, qu'il complète dans une revue générale de
la *Gazette des Hôpitaux*, revue à laquelle nous
avons déjà fait et nous ferons encore de nombreux
emprunts.

Nous ne discuterons pas ici les divers procédés de
suture vésicale qui ont été successivement propo-
sés. Qu'il nous suffise seulement de retracer d'après
MM. Leguen et Albarran le procédé de choix actuellement employé à l'hôpital Necker.

Il faut d'abord s'efforcer à ne pas trop décoller la
vessie de la paroi abdominale antérieure et surtout
de la face postérieure de la symphyse.

Cette précaution nécessaire chez l'adulte, car on
créerait facilement un clapier, semble moins utile
chez l'enfant à cause de l'absence de cavité pré-vésicale.

Quant à la suture elle-même voici ce qu'en dit
M. Legueu : « Un premier plan fait au catgut
comprend une série de points séparés, distants les
uns des autres de 8 à 10 millimètres; chaque fil est
enfoncé à peu près à 3 millimètres du bord de la
plaie et traverse complètement toutes les couches
de la paroi vésicale, y compris la muqueuse. Par-
dessus ce dernier plan de sutures, qui à lui seul est
déjà suffisant, on en fait un second plus superficiel
de renfort et de précaution, avec du fil de soie.

Chaque point, fait à la manière de la suture intes-
tinale de Lambert, pénètre dans les couches externes de la vessie sans toucher à la muqueuse : l'ai-

guille entre et ressort dans la paroi d'un côté avant
d'arriver au bord de la plaie; puis, de l'autre côté
elle parcourt en sens inverse le même chemin ; les
fils sont noués au-dessus du premier plan de sutures, qui se trouve ainsi complètement caché.

Il n'y a donc pas à se préoccuper, comme beaucoup l'ont fait, de passer le fil dans la muqueuse.
M. Albarran fait à juste titre remarquer, qu'en prenant la muqueuse, l'affrontement des bords de la
plaie est plus complèt et que le fait ne peut avoir
aucune conséquence fâcheuse. A la suite d'une taille
avec sutures, un malade de Essmuth (1) rendit, il est
vrai, par l'urèthre un bout de soie incrustée provenant de la suture de la taille.

Mais la soie n'est pas résorbable au même titre
que le catgut ; avec ce dernier le même inconvénient n'est plus à craindre, et les observations si
nombreuses de sutures partielles de la vessie, où la
paroi a été traversée dans toute son épaisseur, prouvent jusqu'à l'évidence l'innocuité d'une pratique
contre laquelle beaucoup se sont élevés sans raison.

Un précaution aussi qu'il ne faut pas dédaigner,
c'est de faire des sutures au-delà des limites de l'incision vésicale, de manière à assurer au mieux la
fermeture hermétique, aux extrémités surtout.

Lorsque la plaie abdominale doit être fermée complètement, la suture sera faite comme d'ordinaire
par un double plan, profond et superficiel.

1. Essmuth. *S.-Pétersb. med.-Wochens*, 1886, n° 47.

Le plan profond, au catgut à points séparés, réunit les couches musculo-aponévrotiques. M. Guyon passe généralement l'aiguille sur le plan le plus superficiel de la suture vésicale pour établir des connexions intimes entre la vessie et la paroi et solidariser les couches.

Dans les cas où l'on craindrait que la fermeture de la vessie ne fût pas hermétique (ce dont il faut d'ailleurs s'assurer, avant de suturer la paroi par une injection intra-vésicale), ou bien, si l'espace prévésical est largement ouvert, il faut laisser un drain dans l'angle supérieur de la plaie. Mais, et ce fait est important, ce drain ne doit rester en place qu'un jour ou deux : et, comme l'a fait M. Albarran, rien n'est plus simple que de placer pendant l'opération un crin destiné à fermer l'orifice du drain lorsque celui-ci sera retiré ; ce fil doit traverser la peau et la couche musculaire : le drain retiré, on noue le fil sans que le malade éprouve aucune souffrance.

Ce drain d'attente est-il nécessaire chez l'enfant?

C'est là une question qui ne nous a pas semblé être résolue par les auteurs.

Sa nécessité s'explique chez l'adulte par l'existence de la cavité pré-vésicale. Chez l'enfant il convient au moins d'en discuter l'opportunité et surtout chez le tout jeune sujet il nous semble inutile.

Il suffit en effet d'avoir disséqué cette région sur le cadavre pour se convaincre qu'il n'y a là ni cavité à drainer, ni suintements sanguins à conduire en dehors. »

Reste enfin la question de la sonde à demeure chez l'enfant après suture totale de la vessie.

Nous avons déjà dit ce qu'il fallait penser de la sonde à demeure en général à cet âge. Nous ajouterons que dans la suture totale de la vessie, comme le prouvent les faits que nous citerons ultérieurement dans nos statistiques, elle est loin d'être nécessaire mais semble avoir une bonne influence sur la rapidité de la réunion.

TAILLES ET LITHOTRITIE CHEZ LA PETITE FILLE.

Chez la petite fille on peut dans le but d'extraire un calcul de la vessie se servir de trois genres de procédés : 1° *La lithotritie*; 2° *la taille sus-pubienne*; 3° *les tailles sous-pubiennes*. Quelques chirurgiens se sont parfois servis chez des enfants de 10 ou 12 ans de la taille vaginale, mais ce n'est que pour mémoire que nous relatons ces faits isolé. le premier temps de l'opération étant la déchirure de l'hymen et la valeur de ce procédé comparée à celle des autres ne permettant pas de pratiquer ainsi la défloraison.

Parmi les trois opérations citées plus haut, deux présentent de grandes ressemblances avec celles qui se pratiquent chez le garçon et qui portent le même nom, la troisième seule est particulière au sexe féminin : c'est par elle que nous commencerons.

Ajoutons que nous serons en général assez bref sur tout ce qui a trait aux interventions sur la vessie de la petite fille, les règles générales de l'opération, ses modifications, et ses résultats présentant les plus grandes analogies avec ce que nous avons décrit longuement chez le jeune enfant du sexe masculin dans les chapitres analogues.

Tailles sous-pubiennes chez la petite fille. — Les procédés qui permettent chez la femme adulte d'atteindre la vessie : soit par la voie vaginale, soit par la taille uréthrale, soit par la vestibulaire, n'ont guère été expérimentés chez la petite fille. Morgan s'en déclare cependant partisan.

La taille vaginale nécessite la déchirure de l'hymen ; la taille uréthrale a pu être parfois employée ; mais la dilatation de l'urèthre ne peut être poussée loin, et la section du col amène souvent l'incontinence d'urine qui n'est du reste pas rare à cet âge et dans ce sexe en dehors de tout traumatisme. Quant à la taille vestibulaire, chez les tout jeunes sujets, elle donne fort peu de jour à cause de l'étroitesse des parties et du peu d'écartement des branches ischio-pubiennes. Elle s'accompagne dans tous les cas, dans l'enfance, d'une dissection minutieuse qui la fait généralement rejeter ; c'est pour ces différentes raisons que la plupart des opérateurs n'emploient chez la petite fille que la lithotritie et la taille sous-pubienne. Ce sont donc entre ces deux interventions que nous avons à nous décider, et ce sont elles qui nous retiendront le plus longtemps.

TAILLE SUS-PUBIENNE CHEZ LA PETITE FILLE

Manuel opératoire. — Il est identique à celui que nous avons déjà retracé et c'est a peine si nous devons insister sur quelques points particuliers.

L'emploi du ballon de Petersen ne saurait être davantage conseillé chez la petite fille que chez le jeune garçon.

Nos recherches sur l'influence de la dilation rectale ont porté sur trois petites filles. Elles ont eu pour résultat de nous montrer qu'un ballon de Petersen distendu chez elle dépassait deux fois sur trois le sommet de l'utérus, et venait en glissant sur le plan incliné d'une vessie piriforme mettre en contact avec la paroi abdominale la paroi rectale refoulée par lui. Ajoutons toutefois que la distension rectale nous a semblé être plus dangereuse chez le jeune garçon que chez la petite fille. Chez cette dernière le ballon reporte plus difficilement la paroi rectale au contact de la paroi abdominale. Concluons : le ballon rectal n'est pas à conseiller dans les tailles sus-pubiennes pratiquées chez la petite fille.

Du reste la position haute de la vessie dans l'enfance le rend en grande partie inutile.

Quand au procédé du doigt rectal, il nous a paru au contraire devoir être fortement préconisé dans ce cas. Chez l'enfant mâle ce doigt, pour repousser la vessie avec force vers la paroi abdominale, est forcé de chercher une surface résistante où il puisse imprimer son action. Il la trouve sur le bas-fond vésical et surtout sur la prostate, bien minime encore peut-être, mais déjà explorable et reconnaissable.

Mais bien plus facile encore est l'emploi de ce procédé chez la petite fille : l'utérus est aisément soulevé par le doigt rectal et projete en avant et en haut le réservoir urinaire.

L'incision sus-pubienne doit se faire, comme chez le garçon, verticale. Nous remarquerons toutefois que chez la fille il y aurait un danger de moins à une incision transversale : la blessure du canal déférent. Le ligament rond doit être à coup sûr épargné ; mais sa lésion aurait des conséquences infiniment moins grave que celle de ce canal : elle serait dans tous les cas assez facile à réparer. C'est peut-être cette considération qui a amené quelques chirurgiens à tenter l'incision transversale dont nous dirons quelques mots ici.

Elle n'est pas encore entrée dans la pratique habituelle : un grand nombre d'opérateurs la repoussent comme devant donner lieu à des éventrations ultérieures. Et de fait les cas ne sont pas rares où semblables interventions ont eu comme épilogue éloignée une éventration plus ou moins grave.

Lorsque l'on pense à la facilité avec laquelle se fait aujourd'hui la taille sus-pubienne chez l'enfant

la rareté des accidents consécutifs, au pronostic
excellent qu'elle possède, on comprend combien on
doit hésiter à modifier le manuel opératoire et à
courir les risques d'une éventration ultérieure.

Il convient toutefois de remarquer que l'incision
transversale donne un jour très appréciable, plus
considérable même que la verticale et qu'elle écarte
le plus souvent tout danger de lésion péritonéale.
Ce sont ces qualités qui ont amené certains prati-
ciens à la tenter. Si l'on parvenait à prévenir l'éventration peut-être aurait-on le droit de pousser plus
loin la tentative. Pour tout ce qui concerne la taille
transversale chez l'adulte nous renverrons nos lecteurs à la thèse de Armand 1893. Quant à nous, nous
nous sommes livrés sur les cadavres d'enfant à un
certain nombre de recherches dans ce sens, et nous
avons essayé notamment à appliquer à la taille sus-
pubienne transversale le procédé de cure radicale
de la hernie ombilicale préconisé par notre collègue
Dauriac. Ces quelques essais cadavériques nous ont
paru favorables, à condition de modifier légèrement
le manuel opératoire.

Et d'abord nous n'avons pas tardé à reconnaître
que l'incision nettement horizontale présentait quelques inconvénients. Elle risquait de se prolonger latéralement jusque dans une région dangereuse.

Si l'on veut avoir un peu de jour, il faut que l'étendue de la section des parties molles, soit au moins de
4 centimètres. Or, chez le tout jeune sujet, le canal
inguinal n'est pas toujours distant de 2 centimètres

de la ligne médiane, il se trouverait donc intéressé par les portions les plus externes de l'incision. En supposant même que cette incision n'atteigne pas le trajet inguinal, l'artère épigastrique monte comme on le sait, verticalement dans la partie postérieure de ce trajet; elle pourratt donc être également sectionnée.

Nous avons voulu également expérimenter sur les cadavres d'enfants les incisions courbes. Nous parlerons peu de l'incion à concavité inférieure. Notons cependant la tendance qu'à le lambeau inférieur à s'abaisser et la facilité avec laquelle on peut grâce à cela dénuder la partie inférieure de la paroi abdominale jusqu'au niveau des muscles droits.

Le plus grave inconvénient que possède cette façon d'opérer c'est de rendre absolument nécessaire la suture primitive totale, de s'opposer à toute désunion ultérieure, si le besoin s'en faisait sentir et de supprimer d'une façon absolue la possibilité du drain prévésical d'attente.

Les inconvénients suffisent à la faire rejeter.

Reste l'incision concave en haut celle de Tredeleburg. On sait qu'elle a été souvent employée avec succès notamment par notre maître M. Albarran.

Armand dans sa thèse la préconise seulement chez l'adulte et surtout dans les cas de tumeur vésicale où l'on doit s'attendre à faire une résection plus ou moins étendue du réservoir urinaire.

Nous avouons n'avoir pas, en ce qui regarde l'enfant

et surtout la petite fille, la même opinion que cet auteur.

Nos recherches cadavériques nous ont montré que ce procédé était parfaitement praticable chez elle.

Il permet de tenter la réunion immédiate; permet également de placer un drain prévésical d'attente.

Nous n'ajouterons qu'un mot en terminant. On sait que le grand danger de la taille transversale quelqu'en soit la variété, c'est l'éventration ultérieure. Nous avons pensé qu'on pourrait aisément appliquer à cette section sus-pubienne de la paroi abdominale musculaire le procédé préconisé par Dauriac pour la cure radicale de la hernie ombilicale. Il suffit pour cela, comme nos recherches cadavériques nous l'ont montré, de ne pas sectionner les muscles droits au niveau de leur tendon mais bien un peu plus haut et de n'intéresser dans cette section transversale que les deux tiers de leur largeur. On rabaisse ensuite le lambeau.

LITHOTRITIE CHEZ LA PETITE FILLE.

La lithotritie chez la petite fille a joui de tout temps de plus de faveur que chez le jeune garçon. Chez elle en effet on n'a pas la ressource d'une taille périnéale rapide, facile le plus souvent et dans tous les cas à apparence bénigne ; d'autre part le canal uréthral est court, et facilement dilatable. Aussi dans un grand nombre des observations de lithotritie chez l'enfant que nous rencontrons ces vingt dernières années, s'agit-il du sexe féminin. La tendance des chirurgiens actuels de faire bénéficier de la lithotritie les petits garçons n'a fait que rendre plus favorable encore l'indication de cette intervention chez la fille.

Manuel opératoire.

Nous n'entrerons naturellement au cours de ce chapitre que dans quelques détails particuliers à l'opération pratiquée chez la petite fille.

Le méat urinaire à cet âge et dans ce sexe n'est point comme chez le jeune garçon un obstacle à l'introduction du lithotriteur, il est au contraire dilatable un peu moins cependant que le reste de l'urèthre, mais très suffisamment pour permettre l'introduction d'un lithotriteur de volume suffisant.

Quel doit être le calibre de cet instrument. Il nous a été difficile d'arriver sur ce point à des conclusions aussi précises que celles présentées par nous au sujet de la lithotritie chez le garçon.

En effet, l'urèthre de la petite fille comme celui de la femme est essentiellement dilatable : l'on sait à quels résultats on peut arriver dans cette dilatation chez l'adulte : chez l'enfant on ne peut aller aussi loin, mais on peut dire que les gros lithotriteurs employés chez l'homme peuvent presque toujours pénétrer avec un peu d'effort même chez la toute petite fille. Le calibre du canal ne peut donc pas empêcher un lithotriteur de pénétrer dans la vessie. Mais il n'est pas indifférent de dilater au-delà de certaines limites un canal uréthral et surtout un col vésical chez un sujet de cet âge ; lorsque l'on songe que l'incontinence persiste jusqu'à la fin de la première enfance quelquefois souvent même beaucoup plus tard ; lorsque l'on pense que bien des calculeux sont comme nous l'avons dit des incontinents, qu'ils présentent par conséquent un manque de tonicité de leur sphincter on doit craindre d'exagérer encore ou même de produire, par une dilatation forcée, cette tendance à l'incontinence d'urine.

En résumé il ne s'agit pas là d'une barrière anatomique, mais bien physiologique. Quelle est la limite à observer. Nous avouons n'avoir sur ce point aucun résultat précis à apporter. Les recherches sur le cadavre ne peuvent, dans l'espèce, n'être d'aucune utilité, et les observations de lithotritie que nous avons sous les yeux n'indiquent le plus souvent pas le calibre de l'instrument employé. A vrai dire elles ne font pas non plus mention d'incontinence d'urine à la suite de l'intervention. Il semble que cet accident ne se soit pas produit.

Cette question appelle donc de nouvelles recherches. A l'heure actuelle il faut s'en rapporter à notre avis à l'expérience des chirurgiens qui ont eu l'occasion de pratiquer la lithotritie chez la petite fille, et se servir, comme le fait notre maître M. le professeur Guyon, d'un petit lithotriteur qui pénètre sans difficulté et ne risque pas de dilater le canal outre mesure.

L'intervention aura lieu sous chloroforme et comporte les mêmes temps que celle décrite par nous chez le jeune garçon.

Valeur thérapeutique.

Elle est la même que chez le garçon et nous renvoyons le lecteur au chapitre général que nous avons traité plus haut.

OBSERVATIONS INÉDITES

Tailles sus-publennes

OBSERVATION I

Taille sus-pubienne avec suture totale de la vessie.

Le nommé V... Joseph, âgé de 8 ans, entré le 11 mai 1894 à l'hôpital Necker, salle Velpeau, n° 31, service de M. le professeur Guyon.

Pas d'antécédents héréditaires.

L'enfant a toujours eu une santé satisfaisante (sauf la scarlatine il y a 2 ans). Il mange avec appétit, digère facilement, dort paisiblement. Mais jamais il n'a été gai. Depuis deux ans il se plaignait, de temps en temps, de douleurs fugaces au moment de la miction.

Mais depuis six mois les mictions sont extrêmement douloureuses.

Elles sont fréquentes ; l'enfant urine en moyenne six fois le jour et autant la nuit.

Les urines sont parfois claires. Actuellement elles sont très troubles.

Jamais il n'y a eu d'hématurie.

L'examen des urines donne les résultats suivants :

Urine trouble, un peu décolorée, donnant par le repos un dépôt purulent blanchâtre. Réaction, légèrement alcaline.

Examen bactériologique. — Grande abondance de micro-organismes d'une seule espèce (staphylocoques). Pas de bacilles tuberculeux.

Examen histologique. — Leucocytes abondants, rares hématuries, quelques cellules épithéliales.

Le 12 mai. — Examen pratiqué sous le chloroforme.

Le toucher combiné révèle une vessie épaisse. A travers la paroi abdominale, on a la sensation de quelque chose de gros, résistant.

Une sonde en gomme n° 16 franchit aisément le canal. Sensibilité vésicale de 20 grammes.

L'exploration métallique n° 2 ne franchit pas le méat. Le n° 1 donne un contact calculeux peu étendu. On peut l'évaluer à 3 centimètres.

Le 16 mai. — *Chloroformisation :* La vessie est garnie de liquide.

Incision médiane de la paroi abdominale, partant de 2 centimètres de l'ombilic et aboutissant au bord supérieur du pubis. Les tissus sont incisés et la face antérieure de la vessie mise à découvert par l'écartement du tissu cellulo-graisseux qui la recouvre. La plaie est lavée avec une solution phéniquée forte. Incision de la paroi vésicale et écartement des lèvres de la plaie. On extrait de la cavité un calcul dur, régulier, carré aux angles arrondis, du volume d'une grosse noix.

Suture complète de la vessie au catgut. Suture aponévrotique au catgut et cutanée au crin de Florence. Sonde n° 16 à demeure.

Le 17 mai. — L'enfant se plaint de souffrir. Il n'a pas dormi.

Le 18. — La sonde est enlevée et remplacée. Etat général peu satisfaisant. L'enfant ne dort pas, n'a aucun appétit et se plaint de souffrir beaucoup.

Le 20. — Même état, accentué considérablement.

Le 21. — Les fils sont enlevés. Collection purulente assez abondante. Pansement humide. L'enfant a bien dormi.

Le 22. — Une certaine quantité d'urine coule par la plaie. Le pansement est renouvelé tous les jours. La suppuration est abondante. L'état général est peu satisfaisant.

Le 28. — On n'aperçoit plus d'urine sortant par la plaie. La suppuration diminue légèrement. L'état de la plaie s'améliore progressivement. Les surfaces bourgeonnent et se réunissent peu à peu par les extrémités.

La plaie est touchée au nitrate d'argent.

Le 2 juin. — La sonde est enlevée, le malade urine normalement sans douleur. L'état général s'améliore aussi de jour en jour. L'enfant mange avec appétit, devient gai. Il reste dans le service jusqu'au 24 juin, continuant à s'améliorer chaque jour davantage. La plaie se cicatrise de plus en plus.

Le jour de son départ il reste encore quelques bourgeons char nus que l'on continuera à cautériser au nitrate d'argent.

OBSERVATION II

Taille hypogastrique. Suture totale de la Vessie
Début à 3 ans. Jamais d'hématurie

Le nommé D... Joannès, âgé de 5 ans 1/2, entré le 9 juillet 1892, à l'hôpital Necker, salle Laugier, service de M. le professeur Guyon.

Antécédents douteux.

Cet enfant souffre depuis 3 ans environ. Mictions très fréquentes, douloureuses surtout à la fin. *Jamais d'hématurie ;* urines troubles. Mauvais état général.

Canal bon.

Toucher rectal : la prostate paraît un peu bombée et le premier diagnostic porté est « prostatite tuberculeuse ».

L'examen des urines est resté négatif, en pratique de nouveau le toucher rectal et en refoulant haut en bas, avec la main abdominale, portée de prime abord très haut, près de l'ombilic, on arrive à sentir très nettement un gros calcul. L'exploration a été faite sous le chloroforme.

Le 5 août. — *Taille hypogastrique*, sous le chloroforme, pas de ballon de Petersen. Incision longitudinale, manuel ordinaire ; on retire avec les tenettes, un calcul muriforme, gros comme une mandarine. Suture totale complète, sonde à demeure.

Réunion par première intention. Ablation des premiers fils le 9, des derniers fils le 12. Ablation de la sonde le douzième jour.

Le malade sort guéri le 30 août 1892.

OBSERVATION III

Taille sus-pubienne avec suture totale de la vessie.

Le nommé G..., Jean, âgé de 5 ans, entre le 6 mai 1895, à l'hôpital Necker, salle Laugier, n° 39, service de M. le professeur Guyon.

Antécédents héréditaires. — Bons.

Depuis l'âge de trois ans douleurs à la miction. Le malade a toujours eu de l'incontinence d'urine.

Depuis un an et demi, douleurs intenses à la défécation. Constipation fréquente : le petit malade a été saigné pour cette constipation par divers médecins.

Aucune hématurie.

Urines troubles depuis trois mois.

Le 12 mai. — Examen sous chloroforme.

L'exploration métallique permet de reconnaître un volumineux calcul.

Le lithotriteur a de la peine à le saisir.

Le toucher rectal et le palper abdominal combinés donnent la sensation d'un corps dur dans la vessie.

Le 13 mai. — Taille sus-pubienne. Calcul gros comme une petite mandarine très dur.

Suture totale de la vessie. Pas de drain prévésical.

Suites bonnes; au troisième jour léger suintement d'urine par la plaie.

Au sixième jour le suintement est tari.

Ablation des fils au dixième jour. Réunion immédiate. Guérison parfaite. Quinze jours après l'enfant est opéré d'une hernie inguinale. Guérison au cinquième jour.

OBSERVATION IV

Taille hypogastrique.

Premiers accidents à 5 ans. Opéré à 17 ans. Vers 12 ans, 2 hématuries.

Le nommé F... Jean-Baptiste, âgé de 17 ans, entré le 25 janvier 1886, à l'hôpital Necker, salle Saint-Vincent, service de M. le professeur Guyon.

Rien à noter dans les antécédents héréditaires ou personnels.

Les premiers accidents remontent à l'âge de 5 ans. Sensation de brûlure au gland, picotements à la miction à partir de 7 ans,

ces douleurs deviennent nettes et presques continues vers
8 ou 9 ans ; la fatigue, la marche, les aggravant particulièrement.
Vers 12 ans, deux hématuries à la fin de la journée ; elles ne sont
pas reproduites depuis 4 à 5 ans ; il lui semble à chaque miction
que quelque chose vient s'engager dans le canal et le malade appu'e sur son périnée pour le refouler. Marche et voiture sont très
douloureuses, miction fréquente, douleurs à la fin, interruption du
jet ; incontinence parfois la nuit ; il n'a jamais eu de coliques
néphrétiques.

Rien de particulier dans les urines, pas de cystite.

Exploration, canal libre. Exploration métallique arrive sur un
calcul et ne peut pénétrer dans la vessie. Toucher rectal, on sent
nettement le calcul engagé dans le col.

Le 3 février. — *Taille hypogastrique.*

Mort de pylo-nnphrite suppurée double au douzième jour.

OBSERVATION V

Taille hypogastrique après deux tailles périnéales infructueuses. Suture
totale
Début à l'âge de 3 ans. Pas d'hématurie

Le nommée O... Albert, âgé de 4 ans 1/2, entré le 2 décembre 1889, à l'Hôpital Necker, salle Civiale, n° 22, service de
M. le professeur Guyon.

Cet enfant avait présenté des troubles vésicaux depuis l'âge de
3 ans environ. Ce n'est que devant des accidents aigus de cystite
que ces parents consultent à Calais. On diagnostique alors un
calcul vésical. On lui fait à l'hôpital de Calais la taille périnéale à
deux reprises différentes : la première fois, 7 mois, la deuxième

fois, un mois avant son entrée à l'hôpital Necker. Mais il a été impossible de retirer le calcul.

Sa plaie à peine cicatrisée, on amène l'enfant à Paris, où il est reçu dans le service de M. Guyon, remplacé alors par M. Tuffier.

L'examen du petit malade décèle l'existence d'un calcul phosphatique probablement.

En outre, les urines sont extrêmement sales et les mictions sont presque incessantes, en outre elles sont douloureuses.

Après quelques jours de repos, son état vésical s'améliore et M. Tuffier lui fait la taille hypogastrique le 18 septembre 1889.

La vessie, distendue par 150 grammes de liquide, remonte jusqu'auprès de l'ombilic. L'opération est du reste très facile, et la vessie ouverte, on en retire un calcul de 2 centimètres environ, très friable, dont un fragment se détache lorsqu'on le prend.

On fait alors la suture totale de la vessie, en comprenant dans un seul plan profond la muqueuse et la tunique musculaire. Puis on complète la réunion de la plaie par trois plans de suture pour les muscles droits, leur aponévrose et enfin les téguments.

Les jours suivants, la température reste bonne et l'enfant est en bonne voie de guérison. Mais le 27 septembre, au niveau de 'extrémité inférieure de la plaie, on voit sourdre l'urine par une petite fistule.

La cautérisation au nitrate d'argent n'ayant même aucun résultat, on lui fait une première tentative d'oblitération de la plaie, au moyen de crochets, le 2 octobre. Le pansement est mouillé, mais l'urine décolle les crochets et on en met une deuxième fois le 6 octobre. L'urine s'échappe de moins en moins par la plaie hypogastrique et lorsque le petit malade urine, il arrive parfois que pas une goutte d'urine sorte de la plaie. On continue les cautérisations au crayon de nitrate d'argent. L'orifice de la fistule est complètement oblitéré le 16 octobre.

L'enfant est en excellent état mais il persiste une cystite assez intense et un peu de suppuration uréthrale. On fait de fréquents lavages boriqués et de plus deux instillations de nitrate d'argent le 18 et le 21 octobre.

Les mictions ne sont pas douloureuses, les urines sont à peu près claires, lorsque ses parents l'emmènent.

OBSERVATION VI

Publiée au VI⁰ Congrès de Chirurgie par M. Legueu.
Taille hypogastrique. Suture totale de la vessie.
Début à 9 ans. — Jamais d'hématurie.

Le nommé B... Jean, âgé de 13 ans, entré le 1ᵉʳ mars 1892, à l'hôpital Necker, salle Velpeau, service de M. Guyon.

Antécédents héréditaires. — Père et mère bien portants, trois enfants bien portants, trois enfants morts de méningite.

Jamais d'hématurie. Depuis quatre ans, mictions toutes les demi-heures, aussi fréquentes la nuit que le jour, il urine la nuit dans son lit cuissant en urinant, mictions très douloureuses. Urines chargées, filamenteuses, cuisson à la fin de la miction.

État actuel : Abdomen, ventre globuleux, veines dilatées surtout à droite, matité dans le côté droit du ventre.

Pas de différence avec les changements de position. Palpitation peu douloureuse, résistance dans la partie mate.

Toucher rectal : Le doigt introduit provoque des douleurs. Rien à noter du côté de la prostate. Testicules normaux.

Poumons : râles sibilants dans toute la poitrine, en avant et en arrière, il en est de même à la partie supérieure. La respiration s'entend jusqu'aux bases des ganglions du cou sousternaux mastoïdiens.

Facies pâle et bouffi, a eu de la blépharite étant jeune.

Exploration : Canal libre.

Vessie, on sent un calcul assez volumineux.

Le 23 mars. — Cystotomie suspubienne. Suture totale de la vessie et de la peau.

On laisse une sonde de Pezzer 12 jours.

A ce moment on ouvre un petit abcès occasionné par un fil, mais ne communiquant pas avec la vessie.

Réunion complète le 9 avril, on enlève le pansement.

Le malade sort le 8 mai 1892.

Observations de lithrotrities

OBSERVATION VII

Lithotritie chez la fille.

La nommé P..., Marie, agée de 10 ans, entrée le 23 août 1894, à l'hôpital Necker, Salle Laugier, n° 3 service de M. le Prof. Guyon.

Rien de particulier dans les antécédents.

Bonne santé antérieure, pas d'antécédents morbides.

Depuis quelques mois, l'enfant se plaint de souffrir au moment de la miction. — Les mictions sont devenues très fréquentes, très douloureuses. — Jamais il n'y a eu d'hématurie. — Elle présente surtout de l'incontinence. On sent nettement le calcul à la bougie *Olivaire*. — Le 6 septembre, *Lithotritie*.

On trouve un calcul urique, revêtu d'une chemise phosphatique.

L'enfant est sortie 6 jours après, le 12 septembre.

Quelques jours plus tard, sa mère est revenue avec elle : elle ne présentait plus d'incontinence diurne, mais encore un peu d'incontinence nocturne.

OBSERVATION VIII

Lithotritie chez la fille.
Calcul et corps étranger.

La nommée B... Jeanne, âgée de 15 ans, entrée le 18 décembre 1894, à l'hôpital Necker, salle Laugier, n° 25, service de M. le professeur Guyon.

Antécédents héréditaires. — Son père souffre d'une cystite depuis longtemps.

Sa mère a une affection cardiaque.

Elle a un frère bien portant.

Antécédents personnels. — La malade a eu une bronchite à l'âge de 1 an et tousse tous les hivers.

Depuis deux ans et demi, la malade souffre d'une incontinence d'urine, la nuit principalement ; le jour, surtout étant debout. Cet état dure encore actuellement. Depuis cette époque, les mictions sont devenues fréquentes et cette fréquence a toujours été en augmentant. De temps à autre les mictions sont douloureuses à la fin. Les urines sont troubles depuis deux ans ; parfois légère hématurie terminale. La marche, les fatigues, ne paraissent pas avoir une grande influence sur la fréquence, la douleur et l'hématurie.

Il y a quatre mois, douleur rénale, surtout à droite, survenant par crises, avec irradiation du côté droit dans le bas-ventre.

En examinant les urines, on s'aperçut qu'elles contenaient de l'albumine. Elle suivit de ce fait un traitement pendant quatre mois à l'hôpital des Enfants.

Depuis deux mois les douleurs sont plus vives et plus fréquentes.

Depuis quelque temps, le rein gauche est aussi parfois le siège de douleurs.

Le 29 décembre. — *Litholritie sous le chloroforme.* Volumineux calcul phosphatique, allongé, présentant au moins quatre centimètres de longueur. Le broiement se fait facilement au début, dans une vessie moyennement remplie, mais bientôt on sent une résistance spéciale entre les mors de l'instrument, qui démontre qu'on est arrivé sur un corps étranger.

Lorsqu'on veut retirer l'instrument, on éprouve, à un moment donné, des difficultés à le dégager, qui ne s'expliquent que par la situation transversale du corps étranger contre lequel les mors, incrustés probablement, viennent s'arcbouter.

L'évacuation se fait bien, ainsi que l'aspiration. On retire une grande quantité de petits fragments d'une coloration grisâtre et de la poussière en abondance.

On met une sonde de Pezzer.

Le 28 décembre. — La malade n'a pas vomi, elle se plaint de douleur dans le ventre, surtout du côté droit; on sent l'extrémité inférieure du rein droit.

Saignement peu abondant à la suite de l'intervention. Pas d'élévation thermique, de ce côté les choses vont tout-à-fait bien, on a fait deux fois dans la journée d'hier des lavages au nitrate d'argent à 1/100.

Le seul incident est une bronchite très intense qui se déclare le lendemain de l'intervention, la malade a sans doute pris froid pendant le transport, à travers les couloirs, de la salle à l'amphi-

théâtre. Râles dans toute la poitrine, oppression considérable
respiration très accélérée. Ventouses sur toute la poitrine; péca
1 gr. 50. — Les ventouses sont encore renouvelées le soir.

Le 29. — La malade va beaucoup mieux et, au bout de 2 ou
3 jours, tout est revenu à l'état normal de ce côté. La sonde à
demeure est retirée le 4° jour.

Examen endoscopique, sous chloroforme, fait par M. le Dr
Janet, le 4 janvier 1895. Il permet de constater la nature du
corps étranger, qui est une épingle à cheveux, et sa position.

L'épingle est située dans la partie inférieure de la vessie, en
travers de haut en bas. Sa partie ronde est située en bas et à
gauche. Les pointes en haut et à droite. Elle se présente de champ
Au niveau du point de contact avec la vessie, saillies verruqueu-
ses nombreuses. Elle ne présente plus aucune incrustation.

Le 8 janvier. — *Nouvelle endoscopie :* La boucle de l'épingle
est dégagée par M. le Dr Janet, qui la saisit avec le crochet droit
de Collin, mais l'épingle glisse et se place en travers du col ; il
est impossible de l'amener au dehors.

Le 17. — *Chloroformisation:* A l'endoscope, l'épingle se montre placée d'avant en arrière, couchée sur le bas-fond vésical, les
pointes en avant, la boucle en arrière. L'épingle est saisie avec la
pince redressante de Collin, renversée et extraite avec certain
effort par torsion de sa branche saisie.

Suites simples : Elle n'urine pas fréquemment le jour, mais elle
perd encore ses urines la nuit.

Le 22. — La malade se plaint encore de douleurs rénales du
côté droit. Le rein est un peu augmenté de volume.

La malade reste dans le service jusqu'au 25 janvier, l'incontinence continue toujours, mais les mictions ne sont pas douloureuses
et reviennent trois ou quatre fois le jour, autant la nuit.

Observations de tailles périnéale.

OBSERVATION IX

Taille prérectale.
Début incertain, hématurie à 1 ½ ans.

Le nommé F... Félix, âgé de 15 ans, entré le 25 avril 1875 à l'hôpital Necker, salle Saint-Vincent, dans le service de M. le professeur Guyon.

Les souffrances, dont le début ne peut être précisé, ont augmenté peu après et ont atteint leur summum il y a 3 ans.

Le malade ne peut retenir ses urines ; il pisse aussi souvent couché que debout ; il souffre durant toute la miction ; il ne peut courir et est gêné pour marcher.

Hématurie, il y a 2 ans, après une course à cheval.

Le 26 avril. — *Examen* : Rien au toucher rectal. L'explorateur n° 18 pénètre dans la vessie en frottant. La sonde d'argent révèle la présence de la pierre.

Le 27 avril. — Fièvre.

Le 5 mai. — Exploration sous le chloroforme.

La sonde donne la pierre à droite ; le toucher rectal n'indique rien.

Le 8 mai. — *Taille prérectale bilatéralisée* : La pierre se casse sous la pression des tenettes et est retirée en morceaux.

Le 11. — Le malade urine par la verge.

Le 14. — Il pisse encore par la plaie.

Le 16. — Diarrhée, fièvre, douleur dans la région rénale droite.

Le 24. — Urine goutte à goutte par la plaie et beaucoup par la verge.

Le 2 juin. — Il n'urine plus par la plaie.

Le 4. — On extrait avec la curette un calcul plat.

Le malade sort guéri le 6 juin 1875.

OBSERVATION X

Taille périnéale.
Début dans la première enfance seule hématurie.

Le nommé M... Pierre, âgé de 15 ans, entre 2 février 1880 à l'hôpital Necker, salle Saint-Vincent, service de, M. le professeur Guyon.

Antécédents: Incontinence d'urine jusqu'à l'âge de 8 ans, douleurs fréquentes pour uriner.

Urines claires jusqu'à 14 ans. A cette époque hématurie, après promenade en voiture.

Dès lors crises douloureuses presque à chaque miction, douleur et prurit à l'extrémité de la verge. Douleurs hypogostiques.

Il entre à l'hôpital le 2 février 1880; Toucherrectal, un corps dur semble fuir sous le doigt mais la vessie se contracte.

Exploration. On sent à la sonde une pierre qui mesure 3 travers de doigt.

Les crises douloureuses deviennent de plus en plus fréquentes.

Le 18. — *Taille prérectale bilatérale.* La pierre est molle et éclate un peu sous les tenettes. On l'extrait facilement. Elle pèse 28 grammes. Au centre noyau d'exalate, le calcul est friable et rugeux.

Le 26 — Le malade commence à uriner par la verge.

La guérison ne fut arrêtée par aucune complication et le malade sort guéri le 13 mars.

OBSERVATION XI.

Taille périnéale.
Début à 6 ou 7 ans, 1 seule hématurie.

Le nommé Ob... Charles, âgé de 10 ans, entré le 15 août 1890, à l'hôpital Necker, salle Civiale, service de M. le professeur Guyon.

Cet enfant avait de l'incontinence nocturne jusu'à l'âge de 8 ans. Depuis 3 ou 4 ans la miction est de plus en plus douloureuse surtout à la fin, miction fréquente : toutes les heures pendant le jour, 5 ou 6 fois la nuit.

Une première et dernière hématurie détermine les parents à conduire l'enfant à l'hôpital (août 1890), hématurie survenue sans cause appréciable, peu abondante et ayant suivi une miction très douloureuse.

L'enfant observé pendant quelques jours à l'hôpital avait de temps en temps de l'incontinence et continuellement des mictions douloureuses mais pas d'hématurie.

L'explorateur sent facilement un calcul à l'entrée de la vessie que l'on avait la sensation de repousser. Mais le toucher rectal surtout fait apprécier l'existence d'un énorme calcul prostatique fixé d'avant en arrière

Le 4 septembre, M. Second pratique la taille périnéale, enlève un premier calcul énorme, puis un deuxième plus petit qui s'était détaché du premier, qu'il prolongeait en arrière. Les deux cailloux pesant à eux deux 38 grammes, formés d'une première masse ellipsoïde, avec adjonction d'une deuxième petite masse arrondie, ont une longueur de 4 centimètres sur une largeur de 3 centimètres.

Une sonde introduite directement par la plaie dans la vessie et entourée de gaze iodoformée est fixée dans cette situation, lavages boriqués. Leison, temp. 38°.

Le 5 septembre. — Enlèvement de la sonde, pansement à plat écoulement abondant d'urine par la plaie.

Les jours suivants, le malade n'a pas dépassé la température de 37, 4, et toute douleur est supprimée.

Cicatrisation absolue le 24 septembre.

Il sort le 28 septembre 1890.

Le malade revu le 1er novembre n'a aucune douleur à la miction : mictions normales le jour et une ou deux fois la nuit. La cicatrisation s'est maintenue.

En juillet 1891. — L'enfant a été revu avec une pyonéphrose volumineuse du rein droit. On prescrit le traitement général.

En juillet 1891. — Il est revu se plaignant de signes de calcul. — Pas de calcul. Mais la pyonéphrose est totalement disparue.

L'état généralest relativement meilleur.

OBSERVATION XII

Taille périnéale pour cystite tuberculeuse.
Cystite tuberculeuse. — Début à 17 ans. Opéré à 18 ans.

Le nommé F..., garçon de café, âgé de 18 ans, entré le

24 juin 1892, à l'hôpital Necker, salle Velpeau, n₀ 4, service de M. le professeur Guyon.

Antécédents héréditaires. — Sans intérêts. On ne retrouve rien se rapportant à la tuberculose.

Antécédents personnels. — Gomme dans l'enfance, s'enrhume facilement depuis longtemps. N'a jamais eu d'hémoptysies.

Début. — Il y a 5 mois, sans cause appréciable, le malade souffre en urinant, a des mictions fréquentes, des urines teintées en rouge.

Après une première poussée les symptômes s'atténuent, puis reparaissent plus intenses.

État du malade à son entrée. Vessie. — Miction douloureuse fréquence toutes les dix minutes, hématuries très abondantes, très sensible, douloureuse à 60 grammes.

Urines. — Troubles, toujours sanglantes, leucocytes et hématuries, grand nombre de microcoques divers. Bacilles tuberculeux

Canal, libre.

Toucher rectal. — Noyaux durs disséminés au niveau des vésicules séminales.

Prostate. — Ne paraît pas indurée.

Testicules. — Rien aux épididymes. Canal déférent gauche très gros.

Poumons. — Craquements aux sommets.

Pendant le séjour à l'hôpital : l'état du malade est stationnaire. — Les instillations de sublimé n'amènent pas de soulagement.

Le 6 juillet. — *Taille hypogastrique :* Incision sur la ligne médiane. Nombreuses proliférations enlevées à la pince et brûlées au thermo-cautère.

Profonde ulcération en arrière du trigone, si profonde qu'on ne sait si la vessie n'a pas

Vessie laissée ouverte, sonde à demeure.

Tamponnement de l'intérieur de la vessie avec de la gaze iodoformée.

Suites de l'opération : Douleurs vésicales disparaissent en grande partie. Pas de température jusqu'au 18 juillet. A ce moment 39° 4, poussée de tuberculose pulmonaire.

Le 22 juillet. — L'état général est meilleur, l'état local des plus satisfaisant.

Sort guéri le 29 juillet.

Observations résumées

OBSERVATION XIII (Résumée)

Taille périnéales.

Premiers phénomènes ayant *apparu à 12 ans* (9 ans avant). — Hématurie seulement pendant les grandes marches.

Le nommée C.., Remy, âgé de 21 ans, entré le 5 octobre 1876, à l'hôpital Necker, salle Saint-Vincent, service de M. le professeur Guyon.

Le malade porte sa pierre depuis son enfance.

Dès son enfance, à 12 ans, grande crise de cystite calculeuse. De 12 à 18 ans calme relatif. Il n'urine du sang que dans les grandes marches.

Depuis l'âge de 18 il recommence à souffrir, douleurs avec hémorrhagies, il est obligé de rester couché.

Taille prérectale. Guérison.

OBSERVATION XIV (résumée)

Taille périnéale.

Souffre depuis l'enfance — Jusqu'à l'âge de 18 ans, urines toujours claires.

Le nommé C... Lubin, âgé de 21 ans, entré le 19 décembre 1877 à l'hôpital Necker, salle Saint-Vincent, service de M. le professeur Guyon.

A son entrée le malade était dans un état de cachexie extrême. Il souffrait depuis l'enfance, surtout pendant la marche, il lui était impossible de faire une course un peu longue. Pourtant ses urines jusqu'à l'âge de 18 ans ont toujours été claires, il n'urria du sang qu'une fois ou deux vers l'âge de 4 ans ; depuis il dit n'avoir jamais eu d'hématurie. Le jet de son urine s'arrêtait souvent pendant la miction, il éprouvait alors au bout de la verge des douleurs si intenses qu'il avait pris l'habitude d'en tirer presque continuellement l'extrémité.

Vers l'âge de 18 ans, les urines devinrent troubles, la miction pourtant n'a jamais été fréquente. Les douleurs à cette époque devinrent beaucoup plus intenses chaque fois que le malade voulait marcher. Les urines laissaient un dépôt abondant de pus. La voiture devint également intolérable. Depuis l'âge de 18 ans, le malade a commencé à maigrir et quand il entra à l'hôpital le 19 décembre il était extrêmement maigre.

Le 9 janvier 1878. *Taille périnéale bilatérale,* guérison.

Observation XV (Résumé).

Taille périnéale.
Début à l'âge de 7 ou 8 ans, opéré à 18 ans, jamais d'hématurie.

Le nommé H..., âgé de 18 ans, entré le 16 janvier 1895 à l'hôpital Necker, salle Saint-Vincent, service de M. le professeur Guyon.

Début à l'âge de 7 à 8 ans. Brûlure à la fin de la miction; pas d'hématurie. L'exploration faite pour la première fois récemment a révélé la pierre, mais a provoqué de la fièvre.

A son entrée à l'hôpital le malade a de la fièvre et présente quelques frottements pleuraux à droite.

Le 2 février. — Examen. — Le toucher rectal combiné avec la palpation, révèle à droite une pierre volumineuse. La sonde d'argent révèle la pierre au même endroit.

Le 6. — *Taille* périnéale.

Observation XVI (*Résumée*).

Taille hypogartique
Premiers systèmes apparaissent dans la première enfance, opéré à 17 ans

Le nommé C..., Charles, âgé de 17 ans, entré le 12 novembre 1889, à l'hôpital Necker, Salle Civiale, n° 12, service de M. le Prof. Guyon.

Le malade dit que depuis son enfance il urine au lit, en outre les mictions sont très douloureuses. A l'âge de 7 ans on lui a incisé le méeat, pour faciliter ses mictions, dit-il.

Le 10 novembre dernier, il vint à la consultation se plaignant surtout d'incontinence d'urines, de fréquence extrême de la miction ; il raconte qu'il est très nerveux et que pour des motifs futiles il est pris de véritables crises de larmes.. En raison de commémoratifs on l'examine surtout au point de vue de la Névropathie urinaire. L'uréthre est libre, mais il existe un spasme très net de la portion membraneuse, et si l'on introduit dans le sphineter l'extrémité de la boule olivaire, l'explorateur est pour ainsi dire repoussé par la contraction du muscle uréthral.

Admis le 12 novembre dans la Salle Civiale, on voit que l'urine est trouble, et, pour peu que l'on appuie sur le sphineter membraneux il se produit une miction involontaire ; on le soigne quelques jours pour la cystite, mais le 17 novembre, après une nouvelle exploration on bute sur un calcul enchatonné dans le sommet de la vessie et qui semble dur et volumineux. Le surlendemain, 19 novembre, on l'endort pour faire la Lithotritie, mais en raison de son volume, la pierre est difficile à saisir, de plus la vessie très enflammée rend les manœuvres presque impossibles malgré une anesthésie profonde.

En raison de ces difficultés, et surtout à cause de l'état vésical, M. Guyon a recours à la taille hypogastrique le 23 novembre. — Guérison.

OBSERVATION XVII (Résumée).

Taille périnéale.

Premiers symptômes à 6 ou 7 ans, opéré à 17 ans. Pas d'hématurie.

Le nommé P..., Eugène, âgé de 17 ans, entré le 18 mars 1888

à l'hôpital Necker, salle Saint-Vincent, service de M. le professeur Guyon.

Depuis l'âge de 3 ans, incontinence nocturne d'urine. Pendant la miction volontaire, arrêt brusque du jet non douloureux d'abord, puis pénible depuis 6 ou 7 ans; efforts considérables nécessaires : quelque fois le cours de l'urine est rétabli par le changement de posture. Jamais d'hématurie.

Il y a 2 ans, accès de douleurs violentes au dedans du pubis irradiant dans les aines; suppression totale de l'urine pendant 2 jours ; guérison au bout de 15 jours.

Il y a 15 jours après un effort prolongé il éprouve les mêmes douleurs avec impossibilité d'uriner. Elles ont disparu au bout de quelques jours de repos. Jamais d'hématurie. Les marches, les courses en voiture sont bien supportées. Urines ont toujours été limpides.

Le 30 mars. Exploration. La portion membraneuse résiste : on bute contre un obstacle analogue à un lobe de la prostate hypertrophiée. Sonde métallique entre facilement, la cavité vésicale est petite.

Calcul mural irrégulier, de 3 travers de doigt de longueur.

Du 1ᵉʳ au 5 avril. Fièvre assez vive 38° à 39°5, appétit presque nul, urines troubles, dépôt purulent, peu abondant. Douleurs vésicales.

Du 6 au 9. — Température 37°5 à 38°. Appétit meilleur, langue moins chargée. Le dépôt purulent de l'urine augmente.

Taille prérectale, guérison.

OBSERVATION XVIII (Résumée).

Taille périnéale
Début à 3 ans. Opéré à 19 ans. Jamais d'hématurie avant 19 ans.

Le nommé M... Vincent, âgé de 19 ans, entré le 27 septembre 1890 à l'hôpital Necker, salle Civiale, service de M. le professeur Guyon.

Depuis l'âge de 3 ans, l'enfant avait des douleurs pendant la miction, surtout à la fin avec fréquence exagérée.

A l'âge de 11 ans, circoncision.

Depuis cet âge, il a toujours souffert en urinant et il a de plus des douleurs rénales gauches intermittentes, plus prononcées la nuit, qui ne sont pas exagérées par la marche. Coliques néphrétiques à plusieurs reprises avec expulsions de graviers.

Au commencement de septembre 1890, première hématurie, qui dure quatre jours, très abondante en commençant. Les jours suivants quelques petites hématuries jusqu'à la veille de son entrée. Ce malade se plaint surtout de mictions incessantes, douloureuses ; ses urines sont troubles, très épaisses, d'odeur ammoniacale. '

Examen. — L'explorateur fait découvrir facilement l'existence d'un gros calcul prostatique, que l'on a surtout sous le doigt par le toucher rectal.

Le 3 octobre. — *Taille périnéale* et ablation d'un calcul qui ne peut être retiré par la plaie que par morceaux. Poids : 58 grammes; les morceaux rapprochés donnent un calcul unique de 5 centimètres sur 3 centimètres 1/2.

Guérison.

Observation XIX (résumée).

Taille périnéale.
Début antérieur à 7 ans. Opéré à 26 ans.

Le nommé P..., âgé de 26 ans, entré à l'hôpital Necker, salle Saint-Vincent, le 3 juillet 1872. Service de M. le professeur Guyon.

Antécédents. — Opération de la pierre à 14 ans. Epispadias opéré sans succès à la même époque, mais le malade n'urine pas par son épispadias quand la verge est tendue.

A l'âge de sept ans, formation d'abcès multiples au périnée avec fistules ; deux d'entre elles ont laissé sortir des pierres.

Actuellement il porte plusieurs fistules, à leur niveau on sent une tuméfaction dure, qui est la pierre.

Exploration. — La sonde d'argent n'entre pas dans la vessie mais dans une poche qui renferme de l'urine. La prostate est dure. Un stylet introduit par la fistule touche sur la pierre.

Le 6 juillet. — *Taille périnéale.*

Guérison.

Observation XX (Résumée).

Taille périnéale.
Premier symptôme à 14 ans. — Opéré à 22 ans. — Pas d'hématurie avant
cette époque.

Le nommé V... Arsène, peintre, âgé de 22 ans, entré le 10 ma 1869, à l'hôpital Necker, salle Saint-Vincent, n° 11, service de M. le professeur Guyon.

A 14 ans, mictions fréquentes et douloureuses ; douleurs para-septiques quand il saute ou va en voiture.

Le 11 mai. — Toucher rectal : Prostate grosse, dure, unie, douloureuse à la pression.

Exploration du canal, le n° 21 passe librement.

Exploration de la vessie : Pierre dans le bas-fond.

Le 16 mai. — Hématurie.

Le 21 mai. — Essai infructueux de lithotritie.

Le 4 juin. — *Taille médiane.*

Guérison.

OBSERVATION XXI (Résumée).

Taille périnéale.

Le nommé P..., Joseph, âgé de 8 ans, entré le 21 août, 1889, à l'hôpital Necker, service de M. le Professeur Guyon.

Le 24 août 1889. — *Taille périnéale.*

On retire un calcul d'acide urique du poids de 15 grammes.

Le petit malade guérit très vite.

Le 9 septembre. — Il quitte le service.

CONCLUSIONS DE LA PARTIE ANATOMIQUE

Comme nous le faisions remarquer dans notre introduction il ne snffit pas de parler de « la vessie chez l'enfant », il est nécessaire pour pouvoir présenter des descriptions vraiment exactes d'établir certaines périodes dans l'*enfance* et d'examiner les caractères anatomiques de la vessie à ces différentes périodes. Parmi les causes qui tendent, avec la croissance générale, à modifier le plus ces caractères, il faut citer la station debout que le jeune sujet prend habituellement à la fin de la première enfance, la périodicité des mictions qui sont le résultat de l'habitude, et enfin le développement des organes génitaux au moment de la puberté.

I. — La vessie de l'enfant n'a pas en dilatation moyenne une forme de fuseau mais de poire à grosse extrémité inférieure ; en surdistension sa plus grosse extrémité tend à être supérieure.

Chez l'enfant comme chez l'adulte le rectum dilaté marque son empreinte sur la partie postérieure de la vessie. La dilatation rectale même modérée provoque d'autre part la formation d'un méplat sur la région antérieure de la vessie : le *méplat symphisien*.

La vessie de piriforme devient sphérique à des époques très variables, mais le plus souvent à l'âge de la puberté.

II. — La situation de la vessie est en rapport exact avec sa forme. Parmi les influences qui modifient utilement la situation de la vessie, il faut mentionner chez l'adulte le ballon de Petersen, ce ballon est non seulement inutile, mais *encore dangereux* chez l'enfant.

III. — La vessie infantile qui se distend élève son sommet, mais abaisse aussi sa base du côté du périnée.

IV. — La direction de la fente vésicale d'une vessie vide est très variable, presque verticale chez le fœtus, elle est déjà nettement inclinée à la naissance ; elle s'incline de plus en plus au fur et à mesure que le recessus retro-uréthral se crée grâce à l'habitude qui diminue la contractilité vésicale et espace de plus en plus les mictions. La vessie de l'enfant est très mobile : elle est presque énucléable.

V. — Le péritoine péri-vésical se comporte d'une façon générale chez l'enfant comme chez l'adulte.

VI. — Le cul-de-sac périvésical est proportionnellement plus éloigné de la symphyse chez l'enfant que chez l'adulte, mais d'une façon absolue il en est souvent plus rapproché.

VII. — Le cul-de-sac rétro-vésical chez le garçon

descend souvent jusqu'au niveau de la partie inférieure de la prostate. Chez la petite fille tout se passe comme chez l'adulte.

VIII. — Les replis du péritoine sur la face postérieure de la vessie méritent d'être étudiés avec soin. On peut en reconnaître un constant dans l'enfance, plus développé du reste chez la petite fille, *le pli vésical transversal* qui va atteindre le détroit supérieur un peu en arrière de l'orifice postérieur du canal inguinal. Il est parfois très développé et représente une véritable cloison. Les replis vésicaux postérieurs décrits sous les noms de vésico-rectaux, vésico-sacrés, etc., sont loin d'atteindre toujours le rectum ou le sacrum.

IX. — Les gaînes et les aponévroses périvésicales de l'enfant sont identiques à celles de l'adulte.

Elles sont du reste plus facile à étudier que chez l'adulte; et c'est chez l'enfant qu'on peut aisément les disséquer.

X. — Les rapports des faces vésicales sont en général les mêmes chez l'enfant que chez l'adulte : à noter toutefois les quelques points particuliers : Absence chez l'enfant de cavum supra-pubicum. Variations grandes de l'aire du triangle interdéférentiel. Différence de direction des canaux déférents suivant les sujets et selon l'état du réservoir urinaire.

XI. — Les vésicules séminales adhèrent plus intimement à la vessie qu'au rectum. Elles sont reliées au rectum par des expansions de la gaîne périrectale :

entre ses expansions le cul-de-sac postérieur du péritoine chez le garçon se fraie souvent un chemin.

XII. — Le plexus veineux périvésical, périprostatique et surtout prévésical est faiblement développé jusqu'à la puberté.

II. — CONCLUSIONS DE LA PARTIE
PATHOLOGIQUE

I. — En présence de symptômes d'intensité moyenne faisant penser à l'existence chez un enfant d'un calcul vésical, il faut toujours pratiquer l'exploration de la vessie, car les calculs évoluent en général longtemps sournoisement à cet âge.

II. — Une pierre vésicale étant diagnostiquée chez l'enfant, une intervention chirurgicale s'impose.

III. — On a le choix entre trois sortes d'opérations : 1º la taille périnéale ; 2º la taille sus-pubienne ; 3º la lithotritie.

IV. — La taille périnéale avec toutes ses variétés, qui était et est encore si en faveur chez les enfants, est à coup sûr une intervention bénigne et nécessitant surtout peu de soins complémentaires. Mais c'est une opération aveugle, et la blessure d'un canal déférent (quelquefois des deux) est la règle. Cette complication suffit à elle seule pour faire rejeter les tailles périnéales et décider le chirurgien en faveur d'interventions à peine plus dangereuses au point de vue de la vie et ne présentant pas les mêmes

complications. Ces interventions sont la lithotritie
et la taille sus-pubienne.

V. — La lithotritie est une excellente opération
chez l'enfant ; c'est le procédé de choix à cet âge,
et les résultats à cette époque de la vie dépassent
encore ceux que l'on obtient chez l'adulte et le
vieillard.

VI. — Elle est applicable à toutes les périodes de
l'enfance comme en fnt foni les statistiques, et ne
reconnaît que deux contre-indications : le volume et
la dureté de la pierre.

VII. — En présence d'une pierre ou trop volumineuse et qui ne peut, grâce à sa forme, être saisie entre les mors peu profonds d'un petit lithotriteur, ou
trop dure et qui ne peut être brisée par l'instrument
(les lithotriteurs français ne se cassent, on peut dire,
jamais) il faut penser à la taille sus-pubienne.

VIII. — La taille sus-pubienne de l'enfant possède
quelques caractères propres. Elle doit se faire sans
ballon de Petersen, elle présente le plus souvent
moins de danger de blessure du péritoine; enfin
elle se termine par la suture vésicale totale et primitive avec suture de la paroi et tentative de réunion
immédiate; l'enfant ne supporte que difficilement
jusqu'à 12 ou 13 ans les tubes siphons, et la suture
vésicale totale même chez l'adolescent réussit bien
bien plus aisément que chez l'adulte. Cette suture
vésicale n'augmente pas du reste chez l'enfant la
mortalité.

IX. — Il est de toute importance : 1° de placer

dans la région pré-vésicale un drain d'attente ; 2° de s'efforcer de maintenir la sonde à demeure durant les deux premiers jours.

X. — Il résulte de ces conclusions la règle d'intervention suivante : en présence d'un calcul vésical chez l'enfant, et quel que soit l'âge du petit malade, tenter d'abord la lithotritie et si elle est impossible, séance tenante pratiquer la taille sus-pubienne avec suture vésicale totale et drain prévésical d'attente.

BIBLIOGRAPHIE

ALLEN. — Journ. Ann. Med. Association Chicago, 1889.

ALEXANDROW.— Deut. Zeit. f. Chir. XXXII, 5 et 6. De la lithotritie chez les enfants, 1892.

— 3e Congrès des sciences médicales Russes, 1889.

— Arch. fur. Klin. Chir. XLI, 1891.

ANDREWS. — Journal of surg. med. ass., 1889, p. 829.

ARMAND. — De l'incision verticale et transversale dans la cystotomie. Th. de Paris, 1893.

BAINBRIDGE. — Brich. Med. Journal, 1876.

BALLANTYME. — The relation of the pelvic viscera in the in-
fants. The transact. of. Edimburg obstetrical. Société.

BARKOW. — Anat. Untersuschunger uber die Harnblase Breslau,
1858.

BARLING. — British. Med. Journal, 9 mars 1895.

BAZY. — Gazette des hôpitaux, 26 mars 1889.

BEAUNIS ET BOUCHARD. — Traité d'Anatomie.

BELLA (G.). — British. Med. Journal, 1876.

BILTEN. — Kollard. Lancet. London, 1889.

BOND. — Brit. Med. J. Février 1888.

BOUILLY. — Article *taille* du Dictionnaire de Jaccoud.

— Thèse d'agrégation de Paris, 1880.

CALLIONZIS. — Annales. Mal. des org. génitaux-urinaires. Avril
1891.

—   Sur quatre cas de calculs de la vessie chez les enfants.

CHARPY. — De la gaine des droits. Revue de chirurgie, 1888.

—   Leçons sur les organes génito-urinaires.

CLEGG. — Lancet. London, 1892.

—   Tentative de lithotritie chez un enfant, taille sus-pu-
        bienne.

COLLIER. — Medic. chronic. Manchester, 1888-1889.

CRANDAL. — New-York. Med. Journal, 1890.

CLUTTON. — Lancet, juin 1889.

DAMONIA. — Lancet. London, 1888.

DEBIERRE. — Thèse d'Agrégation, 1883.

DELBET (Pierre). — Annales des maladies des organes génito-
        urinaires, 1892.

DELBET (Paul). — Anatomie chirurgicale de la vessie. Thèse de
        Paris, 1895.

DEMARQUAY et COUSIN. — Article Lithotritie du Dictionnaire de
        Jaccoud.

DENNYS. — Lancet. Lond. Décembre 1894.

—   De la litholapaxie surtout chez les enfants.

—   Indian. medical. Gazette Calcutta, XXIII.

DEFONTAINE. — Bull. soc. de chirurg., XII, p. 793-796.

DRAPIER. — Contribution à l'étude du plancher pelvien et de la
        cavité prévésicale. Thèse de Paris, 1893.

DUCHASTELET. — Capacité et tension vésicale. Thèse de Paris,
        1886.

DURET. — J. de méd. Lille, mai 1890.

FORBES (W.-S.). — Médical. News. 9 sept. 1875.

FORGUES et RECLUS. — Traité de thérapeutique chirurgicale.

FOURNIER. — Calcul et lithotritie chez l'enfant. Thèse de Paris,
        1894.

FREYER. — Britisch med. J., juin 1894.

GARSON. — British Med. Journal. London, 1882.

—   The effect of distension of the Rectum in the other pelvic viscera.

GEGEMBAUR. — Anat. Leipsig, 1883.

—   Trad. française par Grelin, 1889.

GILLETTE. — Journal d'anatomie, 1869. T. VI.

GIRALDÈS. — Cliniques de la chirurgie infantile.

GOLDSMITH. — Ind. Medic. Gaz., 1888.

—   Statistique des hôpitaux de la Baghelkland Political Agence. Bombay.

GORDON. — Thèse de Paris, 18 déc. 1880.

GROSS. — Revue de chirurgie, novembre 1886.

GUYON (F.). — 307 obs. de tailles hypogastriques, 1887.

—   Leçons cliniques Paris. Ballière, 2e éd.

—   Physiologie de la vessie. Gaz. hebdomad. de médecine et de chirurgie de Paris, 1884.

HAMAIDE SÉJAMET. — Bull. général de thérapeutique. Juillet 1890.

—   Calcul chez une petite fille de 6 ans.

HENLE. — Handbuch der systemat. Anatomie des Menschen. Edition. Braunschweig, 1873.

HORT. — Edimburg. Medic. Journal, 1880.

HUE. — Calcul vésical chez une fillette. Normandie médicale, 1er avril 1892.

KADJAN. — 1er Congrès médic. Saint-Pétersbourg, 1886.

KEEGAN. — Indian. Med. gaz. 1887-1888.

—   Lancet, London, 1894, II, 183-187.

—   Litholapaxie chez les enfants mâles.

ISSAURAT. — Le sinus uro-génital. Thèse de Paris, 1888.

JACKSON. — Kough. — Newnham. British Med. Journal, 1875. Statistique de l'Hôpital général de Strafford.

JONESCO. — Traité d'anatomie publié sous la direction de M. P. Poirier.

LECERF. — Bull. Médic. du Nord. 1891, n. 23.

— Taille hypogastrique chez enfant de 4 ans 1/2.

LEGUEU. — Sixième congr. franç. de chirurg., 1892.

— Revue générale. Gaz. hebdomad. des hôpitaux, 16 juillet 1892.

LUCAS-CHAMPIONNIÈRE. — Bulletin de la société de chirurgie, t. XV.

LUSCHKA. — Anat. des menschlichen. Bauchs. Tubingen, 1863.

MALHERBE 1893. — Statistique de lithotrities. Septième congrès franç. de chirurgie, 1893.

MANHEIM. — Taille hypogastrique chez les enfants. Inaugurale dissertation, Berlin, 1884.

MARSHALL. — Déc. 1892. Lancet.

MARTIN (H.). — Thèse de Montpellier, 1885.

MAOTIN. — Med. News ; 9 septembre 1893.

MOLLIÈRE. — Articles spermatiques (voies) Dict. de Dechambre.

MORELLI. — Th. 1891.

MOSSO et PELLACANI. — Archives Italiennes de Biologie, 1882.

O'CONNELL. — Indian. médic. Gazette, 1887.

OTTO-ZUCKERKANDL. — Deutsch. Zutsch. f. Chirurg., 1891. T. XXXI, p. 590.

OWEN-RESS. — British. médic. journal, 1876.

— Guy's. Hosp. reports. 1864.

OWEN. — British. méd. J. 1888, p. 75.

— Calcul vésical chez enfant de 2 ans 1/2. Lithototonie sus-publenne.

OWEN. — London méd. journal, 15 mars 1891.

— Rupture de la vessie chez un enfant pendant la lithotritie.

PAGE. — British. Med. journal, 1888, Octobre.

PAGE. — Taille sus-pubienne chez enfant de 4 ans.
— British. Méd. Journal, 1889, Janvier.
— Taille sus-pubienne chez enfant ; réunion primitive de la plaie.

PETERSEN. — Archiv. fur. Klinische Chirurgie T. 25 1880.

PHELIP. — Lyon Med. 13 mai 1894. Taille hypogastrique avec suture totale de la vessie chez un calculeux de 7 ans.

PORET. — Thèse de Bordeaux 1893.

POST. — Boston, Méd. Journal. Octobre 1891. Taille sus-pubienne chez un enfant de 12 ans.

POZZI. — Bulletin société de chirurgie, 10 avril 1880.

QUENU. — Bulletin soc. anat., Paris 1893 p. 409.
— Article urethre. Dict. de Dechambre.

RAFIN. — Lyon médic. 27 août 1893.

RELIQUET — Traité des opérations des voies urinaires.

REOGAN. — Lancet. décembre 1887.

ROGIE. — Notes sur les aponévroses du périnée et du bassin Journal des sciences médicales de Lille 1890.

ROUX REMY. — Thèse de Montpellier 1894.

DE SAINT-GERMAIN. — Leçons cliniques 1884.

SAINT-GEORGES. — Médical press and circular. London 1888.
—   — 1889.

SAPPEY. — Traité d'anatomie descriptive, 188J.

SCHMITZ. — Erfahrung uber die steinoperationen bei Kindern. Archiv. j. Klin. chirurg. Band XXXVIII Hef. 2.

SÉE (Marc). — Revue de chirurgie, janvier 1887.

SYMINGTON — Edimburg, Med. Journal 1884-1885.

SOUTHAM. — Lancet, Lond. 1893. Lithotritie chez l'enfant.

SPENCER. — British. Med. Journal, 1888, p. 993. Lithotritie chez jeune fille de 11 ans.

STOCQUART. — Note sur l'anatomie du Rectum et de la fosse, iliaque chez l'enfant. Journal de médecine, de chirurgie et de pharmacie, Bruxelles 1880.

Stroo. — Frozen section of male pelvis, schowing relation of
the peritoneum to the abdominal. Wall, Bladder and.
Rectum. With spécial réferenz to suprapubic cystotomy.

— The internation. Médic. congress. Washington 1887.

Sykes — British Med. Journal, 1888ip. 18.

— Lithototomie sus-publenne chez un enfant de 9 ans.

Testut. — Traité d'anatomie humaine.

Thimpson, — Méd chirurgie transact p. 219, 1891.
Analyse de 964 cas d'opération de culculs de la vessie
par taille et lithotritie.

Walsham. — British méd. journal 1886, p. 742.

—   —   1888, p. 818 (statistique.)

— Lancet, avril 1887.

Walker. — Lancet, avril 1888

Walther-Pye. — Lancet, juin 1889.

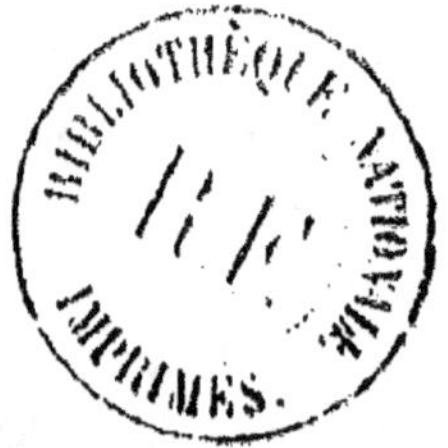

TABLE DES MATIÈRES

PARTIE ANATOMIQUE

PARTIE PATHOLOGIQUE

H. JOUVE, imp. de la Faculté de médecine, 15, rue Racine, Paris.

www.ingramcontent.com/pod-product-compliance
Lightning Source LLC
LaVergne TN
LVHW020124060726
842526LV00004B/1252